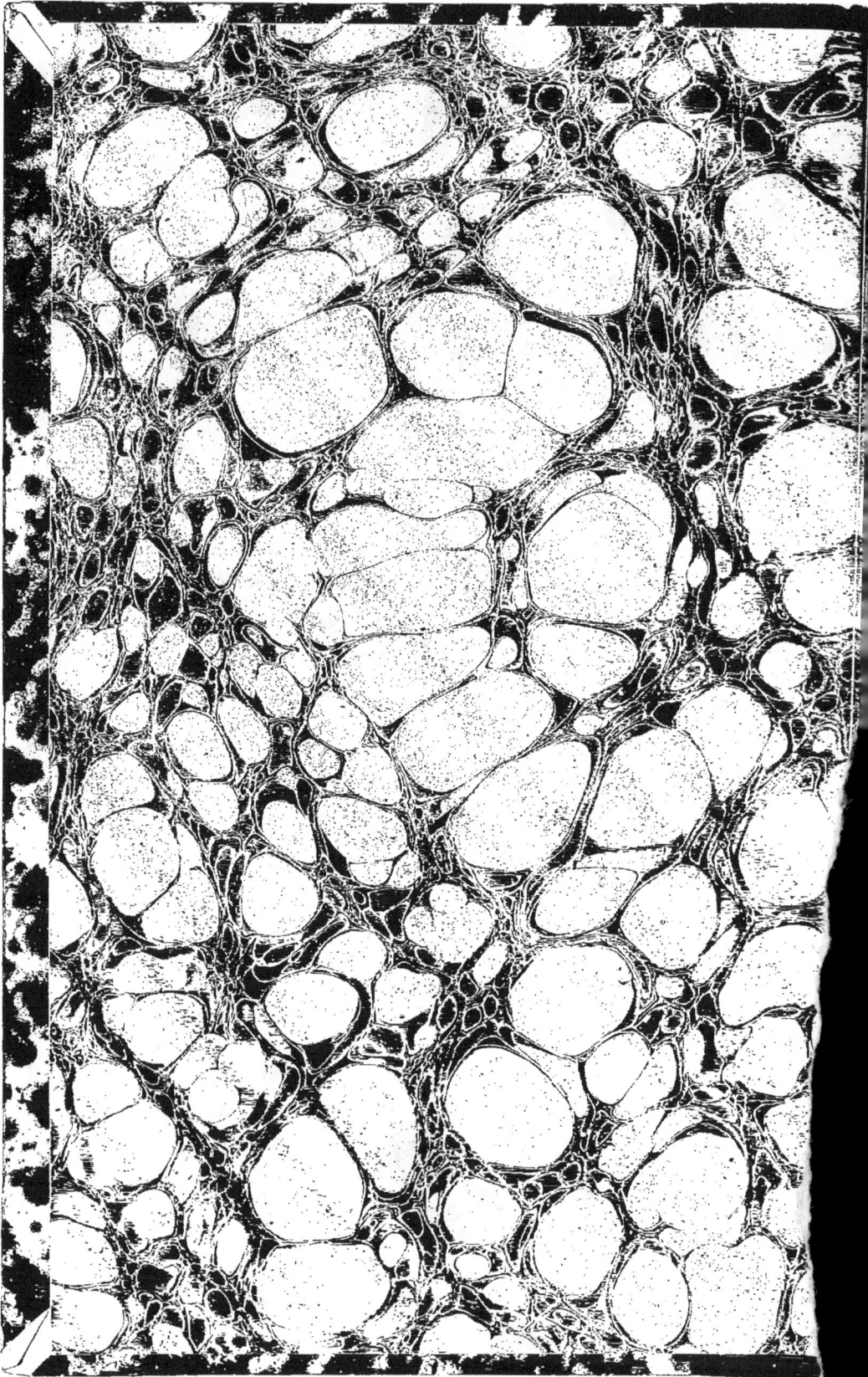

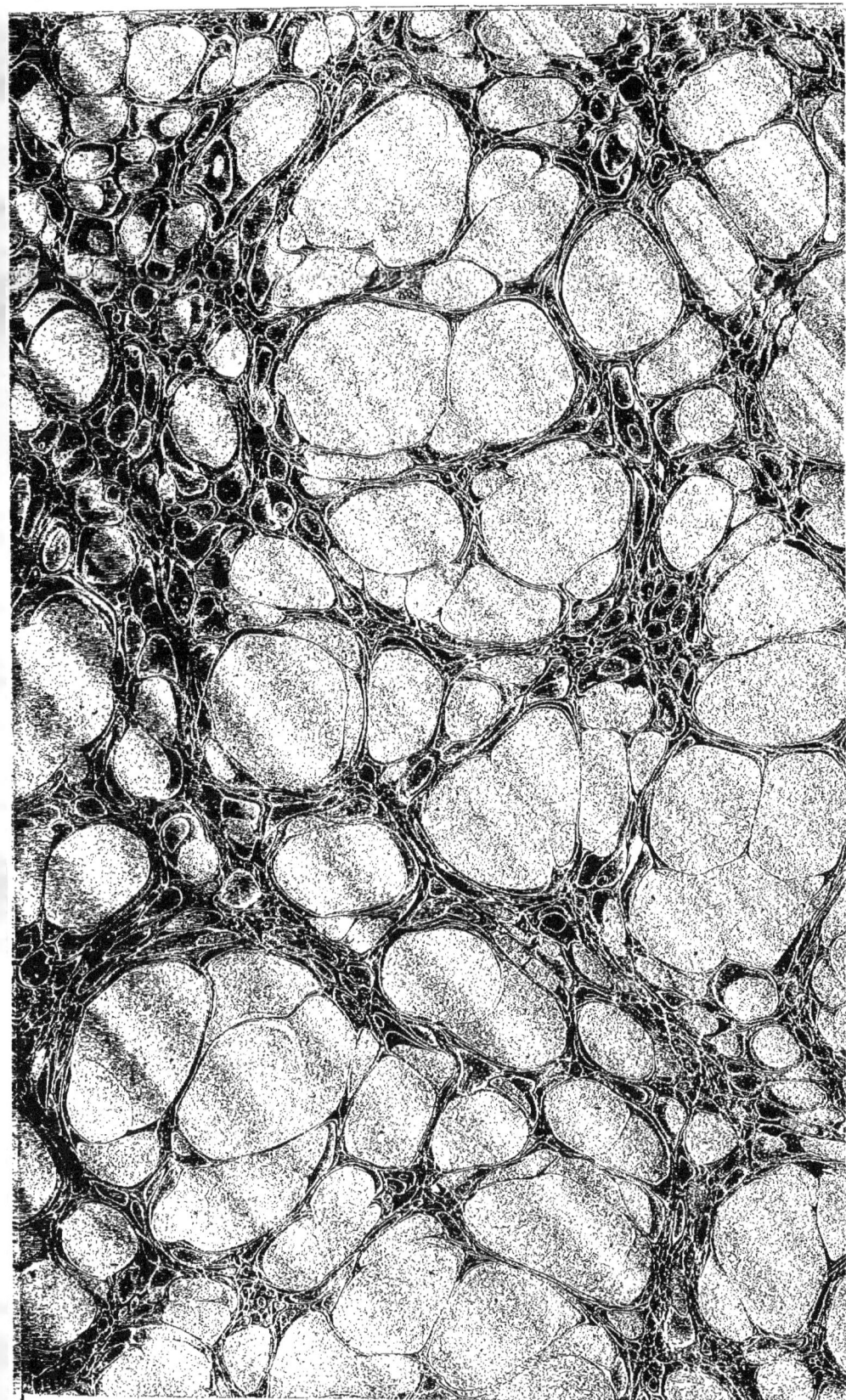

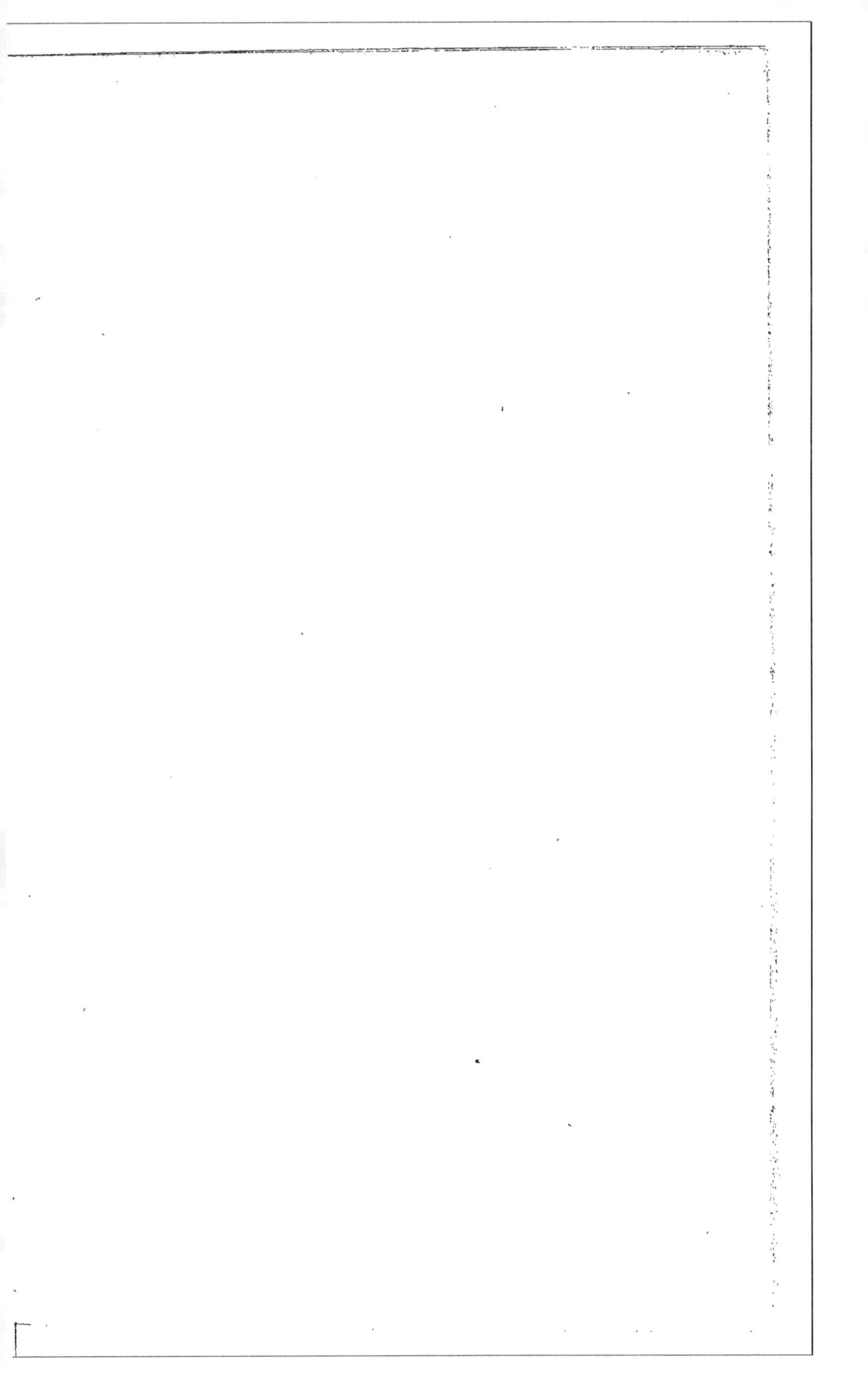

T15
I . 122 .

T.3310
B.t.

PROJET

D'UN

ESSAI SUR LA VITALITÉ.

IF

P92 / 4082

IMPRIMERIE DE E. J. BAILLY ET Cie,
PLACE SORBONNE, 2.

PROJET

D'UN

ESSAI SUR LA VITALITÉ,

OU

SUR LE PRINCIPE

DES PHÉNOMÈNES DE L'ORGANISATION;

PRÉCÉDÉ

D'UN RAPPORT FAIT A L'ACADÉMIE DE MÉDECINE

PAR M. LE PROFESSEUR ANDRAL.

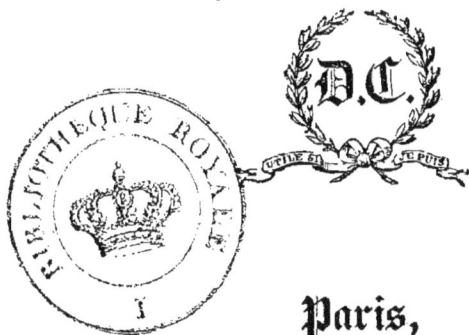

D.C.

UTILE E. . . . . DULCI

Paris,

LIBRAIRIE DE DEVILLE CAVELLIN,
ANCIENNE MAISON GABON,
RUE DE L'ÉCOLE-DE-MÉDECINE, 10.

1835.

ACADÉMIE ROYALE DE MÉDECINE.

EXTRAIT DES PROCÈS-VERBAUX DE L'ACADÉMIE.

Séance du 5 août 1834.

RAPPORT SUR UN MÉMOIRE DE M. ROCQUET,

INTITULÉ

PROJET D'UN ESSAI SUR LA VITALITÉ.

Monsieur Rocquet a présenté au jugement de l'Académie un mémoire intitulé : *Projet d'un Essai sur la Vitalité.*

Dans ce mémoire, l'auteur ne regarde pas les

forces vitales comme placées en dehors de la matière, et comme simplement surajoutées à celleci. Loin de là, il les considère comme le résultat de certaines combinaisons déterminées de cette matière; pour lui la vitalité, expression générique par laquelle il désigne l'ensemble des propriétés vitales, est une force comparable à toutes les autres forces de la nature, à l'électricité par exemple; attachée comme celle-ci à la matière, et se manifestant, comme l'électricité, à propos de certains états donnés de cette même matière : l'état de la matière, nécessaire pour que la vitalité se révèle, est l'état d'organisation. Les divers degrés de complication de cet état particulier de la matière produisent divers phénomènes, par lesquels se traduit l'intensité variable de la vitalité. Saisissant ce point de vue, et regardant tout simplement la vitalité comme une propriété qui se révèle dans la matière, une fois qu'elle est organisée, M. Rocquet, sans s'embarrasser de sa nature intime, sans rechercher si des travaux ultérieurs ne ramèneront pas cette propriété des êtres organisés à une

identité de nature avec les autres propriétés communes aux corps organisés et à ceux qui ne le sont
pas, la constate comme un fait ; puis la suivant,
soit dans les différens êtres de l'échelle organique,
soit dans un même être considéré aux différentes
phases de son existence , il en cherche les lois, et
il en pose un certain nombre; suivant en cela la
même marche que le physicien ou le chimiste ,
lorsqu'eux aussi ramènent à des lois les divers
modes suivant lesquels se manifestent les propriétés des corps qu'ils étudient. Les détails nombreux dans lesquels entre M. Rocquet, les faits
qu'il cite à l'appui de ses opinions, les raisonnemens auxquels il se livre, annoncent en lui des
connaissances étendues dans les diverses branches
des sciences naturelles, et un esprit qui sait tirer
parti de ce qu'il a appris, pour s'élever à d'inté-
ressantes généralisations. Son travail sera lu avec
intérêt et profit par tous ceux qui cultivent les
sciences physiologiques et médicales , et nous ne
saurions trop engager l'auteur à poursuivre des
études dont il a su tirer déjà un si bon parti. Son

mémoire nous paraît digne, à tous égards, d'être honorablement déposé dans les archives de l'Académie.

Signé : LERMINIER et ANDRAL,
Rapporteur.

Lu et approuvé en séance le 5 août 1834.

Le Secrétaire perpétuel,
Signé : E. PARISET.

Le Secrétaire perpétuel certifie que ce qui précède est extrait du procès-verbal de la séance du 5 août 1834.

Paris, le 28 août 1834.

E. PARISET.

PRÉFACE.

Dans l'état actuel des sciences naturelles on ne peut qu'indiquer d'une manière imparfaite le moyen de réunir tous les faits organiques à l'aide d'un principe général : car malgré le grand nombre des faits connus, le nombre encore très grand des recherches et des découvertes qui restent à faire, exige, pour établir tous les rapports de l'organisation, d'immenses travaux : c'est pourquoi nous présentons ce moyen sous la forme d'un simple projet.

Notre but a été de tracer un plan qui donnât l'idée de l'ensemble ; de marquer les points les plus importans, et d'entrer dans les détails des principaux moyens d'exécution. L'harmonie de ce plan n'est pas toujours également facile à saisir, parce que les dessins restent inachevés.

Nous prions de lire cet ouvrage avec indulgence et de le juger moins par ce qu'il est que par ce qu'il pourrait être.

Persuadés que la plupart des faits devaient être présentés sous l'autorité d'auteurs célèbres, nous avons multiplié les citations.

Nous devons aux conseils qui nous ont été donnés plusieurs corrections importantes; sans doute il en restait beaucoup d'autres à faire, tant sous le rapport des choses elles-mêmes, que pour la manière dont elles sont exprimées. Mais en attendant que nous ayons fait de nouvelles recherches, nous nous décidons à livrer celles-ci, par les encouragemens que nous avons reçus : car eles seules nous ont valu l'appui d'un grand nom, appui qui fait notre espoir le plus flatteur, comme il sera toujours l'objet de notre reconnaissance.

ROCQUET.

APERÇU

PRINCIPES DES SCIENCES.

I

Des Sciences inorganiques depuis leur origine jusqu'à Newton.

Les sciences ont entre elles des rapports très nombreux ; elles emploient des procédés analogues pour se constituer ; leurs progrès et leurs découvertes sont dus, le plus souvent, aux moyens qu'elles se prêtent : l'observation de ces rapports offre surtout un très haut intérêt lorsque l'on considère les premiers principes sans lesquels elles ne pourraient exister.

D'après le dictionnaire de l'Académie le mot *science* a différentes acceptions ; il signifie en général la connaissance qu'on a de quelque chose ; ilsignifie aussi dans un sens plus spécial, la connaissance certaine et évidente des choses par leur cause : ce sera dans ce dernier sens que nous l'emploierons le plus ordinairement.

Origine des sciences. — On peut dire que les sciences exactes, soit par la nouveauté de leur existence, soit par la nouveauté de leurs progrès,

1

semblent d'accord avec les monumens de la nature pour montrer que le monde est d'origine récente.

En effet, il y a peu de temps que les observations ont été assez nombreuses pour permettre de rattacher d'immenses séries de faits à des principes uniques regardés comme causes, de reconnaître l'identité d'action de chacun de ces principes et d'établir ce qu'on a appelé leurs lois.

Des mathématiques. — Plus les propriétés matérielles sont générales et faciles à observer, moins il faut de recherches expérimentales; plus l'étude se prête à la seule réflexion : telles sont les mathématiques. L'homme saisit nécessairement les rapports de nombre et d'étendue, les mathématiques doivent donc remonter au premier âge du monde; mais alors (comme le dit Lalande) les signes du calcul étant les corps qu'on avait besoin de calculer, la science des nombres était bien peu avancée; elle doit tous ses progrès à l'invention des signes collectifs et des formules algébriques. Les mathématiques s'étendent à mesure que se découvrent les choses qui peuvent être calculées; les rapports matériels sur lesquels elles sont fondées, sont tellement simples, que l'erreur est impossible dans les principes de la science.

Premier principe des mathématiques. — Les mathématiques ont pour point de départ l'unité. Signe collectif et individuel, l'unité est la plus abrégée et la plus étendue de toutes les formules ; elle dut conduire aux premiers principes des autres sciences.

L'addition et la soustraction sont les deux lois nécessaires de tout principe généralisateur.

RECHERCHES DES PREMIERS SAVANS. — DÉFAUTS
DE LEURS SYSTÈMES. — Plus les phénomènes sont
compliqués, plus l'observation présente de faits
multiples, qui, considérés à part, peuvent conduire
à des résultats opposés ; et plus est nécessaire un
principe général pour rallier ces faits. La nécessité
de principes généraux, ou plutôt d'agens premiers
moteurs, se fit sentir aux premiers savans : ils ima-
ginèrent des êtres actifs, qui faisaient mouvoir les
corps : mais jugeant le plus souvent à priori, ils
multiplièrent les suppositions pour encadrer les
faits connus dans leurs systèmes. Comme ces
systèmes n'embrassaient jamais qu'un petit nombre de faits, ils étaient promptement renver-
sés par des faits nouvellement observés et remplacés par d'autres hypothèses, qui bientôt après
avaient le même sort. Ainsi l'antiquité semble avoir
épuisé le champ des conjectures, et toutes les conjectures des temps plus modernes, dans toutes les
sciences, ont une source antique.

II

Des Sciences inorganiques depuis Newton jusqu'à l'époque actuelle.

DÉCOUVERTE DE L'ATTRACTION. — NAISSANCE DE LA PHYSIQUE ET DE LA CHIMIE EXPÉRIMENTALES. — DÉCOUVERTE DE L'ÉLECTRICITÉ. — NOMENCLATURE CHIMIQUE. — Le vague des hypothèses fut souvent reconnu ; elles furent toutes, chacune tour à tour reprises et dédaignées. Les sciences physiques n'étaient encore que des méthodes pour arriver à des résultats ; l'ensemble des phénomènes restait sans enchaînement, lorsque parut Newton. Le besoin généralement senti, il le sentit plus vivement encore ; Newton proposa l'attraction générale, qui fut acceptée comme un fait : tout l'univers fut démontré par le calcul soumis à cette force : Newton ne donna aucune explication de l'attraction, il la proposa comme problème et s'en servit comme moyen.

Alors on osa vérifier les théories par les faits. Alors parurent la Physique et la Chimie expérimentales. Les anciennes erreurs furent renversées ; on cessa de croire aux quatre élémens : Stahl donna la théorie du phlogistique (1). Une série de faits nul-

(1) « Au milieu des travailleurs infatigables, s'éleva, en Prusse, un homme qui fixa, pour un demi-siècle, la théorie

lement en contradiction avec l'attraction générale,
mais qui parut être due à une cause particulière,
fut découverte : et Franklin se servit du terme
d'*électricité* comme Newton s'était servi de celui
d'*attraction*.

La théorie de l'attraction fut appliquée aux
combinaisons moléculaires ; enfin fut créée la nomenclature chimique.

III

Méthodes employées dans les Sciences physiques et chimiques.

ANALYSE ET SYNTHÈSE. — Les théories actuelles
des sciences physiques et chimiques satisfont l'esprit, même le plus rigoureux ; tout y est cal-

de la science, dont il a su présenter l'ensemble le plus impo-
sant, le système le plus lié et le plus étendu. L'illustre Stahl,
éclairé par les travaux et les vues de Kunckel, et surtout de
Becher, dont il commenta les ouvrages, imagina, sur le feu
combiné, un ingénieux système, qu'il accorda avec tous les
faits connus jusqu'à lui, et qui, sous le nom de phlogistique,
nommé auparavant terre inflammable par Becher, offrit,
pour la première fois, une idée mère embrassant toute la
science, en réunissant toutes les parties ; digne, en un mot,
de rapprocher tous les hommes doués d'un esprit philoso-
phique. » (FOURCROY, *Système des connaissances chimiques.*)

culé, tout y est prévu ; en partant du principe ,
on peut descendre jusqu'aux faits les plus détaillés (synthèse) ; en partant des faits, on peut
remonter au principe (analyse). Le mouvement
des astres est prévu et prédit aussi bien que celui
de la molécule constituante.

DE LA MARCHE QU'ONT SUIVIE LES SCIENCES EXACTES.
— Les sciences ont marqué leurs progrès en allant
toujours du plus simple au plus composé : les sciences exactes ont commencé par les mathématiques ;
ensuite elles se sont agrandies de la Physique, de
l'Astronomie, de la Chimie, etc.

IV

Des Sciences organiques.

COMPARAISON ENTRE LEURS PROGRÈS ET CEUX DES
SCIENCES INORGANIQUES. — Les sciences organiques
ont parcouru les mêmes périodes que les autres
sciences. On étudia d'abord ce qu'on avait le plus
de moyens d'étudier et ce qui était d'une nécessité plus évidente ; quelques plantes alimentaires et médicinales, les symptômes, la marche
des maladies et l'action de quelques remèdes. Dans
les sciences organiques les hypothèses furent sans
nombre , et les systèmes ont exercé un empire plus
absolu que dans les sciences physiques. Ce que l'on

a appelé et ce que l'on appelle encore expérience en médecine est assez difficile à définir. Ce n'est pas, comme dans la physique actuelle, l'observation d'un fait se rattachant à un principe, c'est l'observation de plusieurs faits réunis par des analogies plus ou moins exactes. La difficulté d'entasser tous ces faits dans la mémoire a de tout temps fait chercher des moyens de les généraliser. « Ce « sera toujours un besoin pour notre intelligence « (dit M. Andral) de ramener les faits à mesure « qu'on les découvre au point de vue le plus géné- « ral possible ; ainsi se formule le passé, se féconde « le présent et se prépare l'avenir. »

La médecine étudiant l'être le plus complexe dans ce qu'il a de plus compliqué, ne devait s'élever à un ensemble qu'après les autres sciences. Tous les systèmes reposent sur des faits, qui ont été considérés à part, sous des points de vue différens et souvent opposés.

COMPLICATION DES SUJETS DES SCIENCES ORGANIQUES. — Les sujets des sciences organiques sont tellement multiples, que ces sciences n'ont pas encore présenté d'exactitude sous le rapport de leur ensemble et de leur caractère général, la vie : longtemps trompé par des espérances chimériques, on en chercha le secret, comme les alchimistes cherchèrent la pierre philosophale.

MARCHE DÉFECTUEUSE SUIVIE DANS CES SCIENCES. — La plupart des autres sciences ayant précédé la physiologie en exactitude, et satisfaisant davantage l'esprit, on lui appliqua tous leurs moyens ; chaque savant la crut une dépendance, un accessoire de la science qu'il cultivait. Les mathématiciens, les astronomes, les chimistes, les mécaniciens, les philosophes et les métaphysiciens, ont tour à tour essayé de faire sur la vie, l'application de leurs formules et de leurs connaissances ; ils ont fait, quitté, repris leurs essais : les physiologistes, fatigués de l'inutilité de ces efforts, ont fini par dire que la vie était l'ensemble des fonctions organiques : c'est à peu près comme s'ils eussent dit que la vie était la vie ou qu'elle était inexplicable.

TENTATIVES INUTILES POUR ARRIVER A UN PREMIER PRINCIPE. — Jusqu'à présent ce sont les sciences plus ou moins étrangères à la physiologie qui ont fourni les explications de la vie. Hippocrate la regardait comme produite par la nature, espèce de destin des païens, Athénée d'Attalie par le pneuma, Paracelse et Van Helmont par l'archée, Sylvius par les fermens, les mécaniciens par la gravitation et l'équilibre, Stahl par l'âme ; plus tard, on pensa qu'il n'y avait que des corps et des propriétés matérielles (système qui remonte à Leucippe et à Démocrite) : de là le nom de propriétés vitales. Buffon émit l'idée d'une matière vivante. On regarda encore la vie comme produite par le calorique, par l'électricité ou par un fluide analogue : de là les noms de fluide nerveux, de principe vital, de force vitale.

Leibnitz renouvela l'axiome des Anciens, que

rien n'arrive ou ne commence sans une cause ou une force productive. Même en adoptant que le mouvement soit une propriété matérielle, ce qui est une manière facile de trancher la difficulté, il reste toujours à dire ce qui se passe d'intime dans la reproduction, dans la mort, dans la nutrition ; ce qui fait que la matière inorganique s'organise, et pourquoi l'organisation renferme une suite de changemens continuels (1).

L'empirisme et les systèmes également insuffisans pour satisfaire l'esprit, se sont toujours disputé le domaine de la Physiologie et de la Médecine. Toutefois, l'homme ne cultive pas l'erreur pour elle-même ; tous les systèmes ont eu pour base ou pour

(1) On a dit « qu'il était parfaitement inutile d'accoler à la substance vivante un principe sur la nature duquel on a fini par se taire, et auquel, en dernier lieu, on n'accordait plus que l'existence, sans jamais s'expliquer sur sa nature. » Il est vrai que, si telle a été la pensée de Barthez, il n'a créé qu'une véritable entité. Il ne s'agit plus d'accoler un principe à la substance vivante ; mais d'indiquer ce qui fait qu'une substance est vivante, car la même substance ne manifeste pas constamment la vie comme elle manifeste constamment la pesanteur. Barthez, malgré tous ses efforts, ne proposa qu'une croyance ; il y avait alors trop d'inconnues à dégager. Mais, son but, de rallier tous les phénomènes autour d'un centre commun, a, de tout temps, été le grand problème qu'on s'est proposé de résoudre pour former la science de l'organisation : il est également incontestable que la solution de ce problème, dans l'ordre organique, a seule pu donner naissance aux sciences physiques.

appui des vérités, mais ces vérités n'ont été considérées que sous des rapports limités : ainsi quand les mécaniciens ont calculé la circulation, ils ont échoué, parce qu'ils n'ont tenu compte que des circonstances d'hydrostatique.

NOUVELLE DIRECTION. — OBSERVATION DES FAITS. — Cependant l'investigation a poursuivi sa marche avec d'autant plus d'ardeur et de rapidité, qu'elle se rapproche plus des temps actuels. Les faits devinrent si nombreux que la première difficulté fut d'arriver à un être, ou à une manière d'être ; de savoir comment trouver le nom d'un végétal, d'un animal, d'une maladie : de là naquirent les classifications, les méthodes et les nosologies.

« Dans la période de 1789 à 1808, l'histoire na« turelle commence à être reconnue pour ce qu'elle « est réellement, c'est-à-dire pour une science « dont l'objet est d'employer les lois générales de « la mécanique, de la physique et de la chimie à « l'explication des phénomènes particuliers que « manifestent les divers corps de la nature. » (CUVIER, *Histoire des progrès des sciences naturelles.*)

Enfin, des points de comparaison, entre les différentes sciences organiques, furent établis ; l'anatomie générale parut ; les analogies furent démontrées ; tous les êtres vivans furent classés par ordre de leurs affinités ; ils ont tous été étudiés, tous leurs organes ont été disséqués, l'organogénésie a été dévoilée ; la physiologie expérimentale a fait

connaître les conditions d'un grand nombre de phénomènes; toutes les sciences organiques sont riches
d'observations : nous devons donc aujourd'hui nous
rapprocher de cette unité qui renfermera tous les
faits connus.

NÉCESSITÉ PLUS GRANDE D'UN PREMIER PRINCIPE.
— La nécessité d'un moyen général semble plus
que jamais se faire impérieusement sentir (1).

(1) « Toute contraction , et en général, tout changement
de dimension dans la nature, s'opère par un changement de
composition chimique, ne fût-ce que par l'afflux ou la retraite
d'un fluide impondérable , tel que le calorique; c'est même
ainsi que se font les plus violens mouvemens connus sur la
terre : les inflammations , les détonnations, etc.

Il y a donc grande apparence que c'est par un fluide impondérable que le nerf agit sur le fibre, d'autant qu'il est
bien démontré qu'il n'y agit pas mécaniquement.

Notre énoncé doit suffire pour établir la possibilité de
rendre compte de tous les phénomènes de la vie , par la seule
admission d'un fluide, tel que nous venons de le définir d'a-
près les propriétés qu'il présente. » (CUVIER.)

M. Andral a tout à fait généralisé cette idée.

« Admettre, pour expliquer les phénomènes des corps vivans, un fluide vital , c'est procéder comme les physiciens
qui ont long-temps désigné sous le nom de fluide électrique,
l'agent inconnu d'une force qui se manifeste dans la nature,
par l'apparition d'un ordre déterminé de phénomènes. Que
ce fluide vital soit identique avec le fluide électrique ou autre,
cela est possible. Mais, peu importe; car il n'en faudra pas
moins continuer à lui donner un nom spécial, tant que par
l'observation on n'aura pas ramené à l'identité les phénomènes qui se passent dans les corps organisés , et ceux qui ont
lieu dans les corps inorganiques. Ainsi donc , on reste fidèle

INUTILITÉ DE REVENIR AUX TENTATIVES DÉJA FAITES. — Cependant ce ne sont plus des croyances que l'on peut imposer pour base de théorie ; il serait inutile de répéter avec Van Helmont que l'archée principale, commandant aux archées secondaires, préside aux phénomènes vivans ; avec Stahl, que l'âme matérielle ou immatérielle met en action tous les organes ; avec Barthez, que le principe vital est l'agent de la vie. La vie se manifestant par un ensemble d'effets, il fallait faire ressortir ces effets de leur cause, il ne suffirait plus de se borner à les décrire comme Haller avait décrit l'irritabilité, Bichat la contractilité, Brown l'incitabilité, la sthénie et l'asthénie, etc.

NÉCESSITÉ DE S'ARRÊTER AUX CAUSES SECONDAIRES. — Le rameau araméen de la race caucasique (dit Cuvier) fut toujours enclin au mysticisme : en effet, les hommes qui en proviennent ont conservé des impressions premières qui les font remonter de la vue des effets, aux motifs du premier être : mais ce qui est devenu évident pour les sciences physiques, doit le devenir pour les sciences organiques : les sciences, ainsi que le pensait Descartes,

à la méthode newtonienne, qui n'est autre, en définitive, que celle de l'observation : 1° en adoptant, jusqu'à nouvel ordre, l'hypothèse d'un fluide, pour trouver les lois des phénomènes vivans ; 2° en regardant ce fluide comme ayant une nature spéciale, puisque l'agent qu'il représente, manifeste son existence par des phénomènes également spéciaux. » (*Précis d'anatomie pathologique.*)

ne sont point la connaissance de ce que Dieu veut cacher; elles ne sont que l'enchaînement des faits qu'il nous permet d'observer.

SUPÉRIORITÉ DE LA MÉTHODE NEWTONIENNE. — L'avantage de la méthode newtonienne sur les autres est de n'être pas sous la dépendance d'une fiction; comme les formules mathématiques, elle est vérité par elle-même, quel que soit le signe qu'elle emploie; c'est dans ce sens que Newton disait, *hypotheses non fingo*. Peu importe quels soient les principes de l'attraction, de l'électricité, du calorique, de la lumière, de la vitalité, le moyen ne dépend pas de ces principes; qu'ils soient multiples ou dépendans d'un principe général, d'un éther.

La méthode de Newton ne cherche pas à remonter à la raison première des choses, elle n'égare pas dans les spéculations, défaut de la méthode de Platon et de Leibnitz, et des doctrines du panthéisme et de la polarisation, « philosophie (dit Cuvier) qui substitue les métaphores aux raisonnemens. »

Il ne s'est encore formé de science, que par la méthode de Newton.

Une science est dite exacte lorsque tous les détails peuvent se rapporter à un principe, et qu'en partant de ce principe on peut arriver à tous les détails, qu'avec des termes donnés on peut, comme en mathématiques, dégager des inconnues. Cet enchaînement doit offrir et offre en effet son plus haut degré de complication dans la science de l'organisation.

V

Théorie de la Vitalité.

ATTRACTION VITALE. — La théorie de la vitalité que nous proposons, se rapporte à l'attraction vitale; cette attraction est la première force de la chimie vivante, et toutes les actions de la vie en sont des résultats médiats ou immédiats. L'attraction est d'une nécessité si évidente, dans les phénomènes de nutrition et de reproduction, qu'elle a été supposée dès l'antiquité la plus reculée : Hippocrate parle de l'attraction et de l'affinité; mais le mot attraction était, comme celui de nature, une expression vague qui n'expliquait rien.

Nous avons démontré l'existence de l'attraction vitale, par des expériences directes; nous nous sommes servis du terme de vitalité comme moyen; cet agent dont tous les phénomènes organiques sont des effets, est inconnu dans son essence, comme l'attraction générale, l'électricité, le calorique, la lumière, ou l'éther. Nous démontrerons qu'il suffit de l'employer comme moyen pour faire de l'organisation une science exacte, et pour arriver à cette certitude médicale qui est souvent encore un objet de doute pour les savans, et d'inquiétude pour la société. Le doute et l'inquiétude viennent toujours de ce que la raison n'est pas satisfaite.

FORMULE DE LA THÉORIE DE LA VITALITÉ.—La vitalité a trois manières d'être, relativement à toute matière organisée et au monde inorganique : l'état d'équilibre général, l'état de concentration latente, et l'état de concentration active. La vie est l'état de concentration active ou la vitalité en action.

La vie se manifeste par trois ordres de mouvemens : 1° les mouvemens de composition et de décomposition, produisant la nutrition, la reproduction, la sécrétion et l'excrétion ; 2° les mouvemens de contraction ; 3° les mouvemens d'innervation.

L'action des agens extérieurs modifie sans cesse les êtres organisés.

MÉTHODE QUE L'ON DOIT SUIVRE DANS LA SCIENCE DE L'ORGANISATION. — Afin de suivre avec plus de facilité l'enchaînement de la science de l'organisation, il est nécessaire d'aller du plus simple au plus composé ; toutefois l'analyse doit avoir précédé la synthèse, car un principe général doit être le résumé des faits particuliers, le produit de l'analyse, son expression la plus abrégée.

V I

Rapports de la théorie de la Vitalité avec les théories des autres Sciences.

Les rapports de cette théorie peuvent être détaillés, soit relativement aux êtres organisés, considérés séparément ou comparés entre eux, soit relativement aux êtres inorganiques et aux sciences qui traitent de leurs lois.

Dans la vie, comme nous le verrons, toutes les lois de la nature se trouvent renfermées; cette manière d'être diffère des autres par des phénomènes en plus, dus à l'action spéciale de la vitalité : parce qu'on avait mal spécialisé cette force, les applications des lois physiques aux actions de la vie furent presque toujours fausses.

Les sciences inorganiques ayant précédé en perfection les sciences organiques, on trouve dans leurs rapports réciproques l'origine d'une foule d'hypothèses.

PRINCIPES TIRÉS DES SCIENCES PHYSIQUES POUR EXPLIQUER LA VIE. — Lorsque la statique et la dynamique furent devenues tout à fait mathématiques, aux premiers temps que la théorie de Newton brillait d'une splendeur dont rien n'avait encore donné l'idée, ce fut alors qu'on essaya de calculer l'organisation. Au sortir de cet humorisme dans lequel on s'était traîné pendant tant de siècles, et dont la société se vengeait par des satires, on fut séduit par l'espérance flatteuse d'arriver à l'exactitude mathématique.

Plusieurs médecins du temps de Newton, regardèrent la vie comme un effet de l'attraction générale; mais le système de Stahl faisant sentir la nécessité d'un agent spécial des phénomènes vivans, l'école mécanico-dynamique fut fondée.

ÉCOLE MÉCANICO-DYNAMIQUE. — Un principe supérieur, disait Hoffmann, agit dans le corps humain d'après les lois de la haute mécanique qui n'ont point encore été découvertes; ainsi raisonnent les médecins qui pensent que les actions organiques pourront être rapportées aux lois de la physique générale. Hoffmann pensait que le premier mouvement de la vie était dû au cœur, et que les plantes ne vivent pas parce qu'elles n'ont pas de cœur : Stahl avait à cet égard des opinions analogues.

« Le physiologiste qui n'embrasserait pas dans « ses méditations les phénomènes de la vie des « plantes et de celle de tous les animaux, se per- « drait bien vite en conjectures illusoires; tout « comme il fermerait volontairement les yeux à la « lumière, s'il refusait d'admettre l'influence des « lois physiques dans les fonctions vitales. » (CU- VIER, *Histoire des progrès des sciences naturelles.*)

HARMONIE QUI EXISTE DANS LES CORPS VIVANS ENTRE LES LOIS INORGANIQUES ET CELLES DE LA VITA-

LITÉ. — Dans les corps organisés se trouvent un grand nombre de propriétés des corps inorganiques, telles que la ductilité, la flexibilité, la compressibilité, la mollesse, la dureté, l'extensibilité, l'élasticité, la tenacité, etc. Les lois des solides inertes, des liquides et des fluides aériformes sont, dans les corps vivans, en harmonie avec les lois de la vitalité. Ainsi, M. Magendie a démontré l'influence de l'attraction capillaire des parois des vaisseaux sur l'absorption, et M. Barry l'influence de la pression atmosphérique sur la circulation veineuse.

ANALOGIES QUI SE TROUVENT ENTRE LA VITALITÉ ET LES FLUIDES INCOERCIBLES. — C'est surtout entre les fluides incoercibles et la vitalité qu'il existe les plus nombreuses analogies. Ces fluides, qui sont : le calorique, la lumière et l'électricité, soit qu'on les considère séparément, soit qu'on les considère comme des dépendances d'un fluide général, d'un éther, peuvent n'avoir de réel (comme les quantités algébriques) que le signe qui les représente; quoi qu'il en soit, cette formule est l'expression d'une vérité : l'unité collective, premier principe qui a conduit dans les sciences à tant d'utiles résultats !

« Il existe quelques uns de ces principes ou de
« ces phénomènes élevés déduits de l'expérience
« généralisée, qui, sans être eux-mêmes encore
« expliqués rationnellement, semblent donner une
« explication assez générale et assez plausible des
« phénomènes inférieurs, pour contenter l'esprit

« tant qu'il ne cherche pas une précision rigoureuse
« dans les relations qu'il saisit : telles sont surtout
« l'attraction et la chaleur combinées avec les figures
« primitives que l'on peut admettre dans les molé-
« cules des corps, et que l'on peut considérer
« comme constantes et uniques pour chaque sub-
« stance. » (CUVIER , *Histoire des progrès des
sciences naturelles.*)

Tous ces fluides sont considérés comme agissant
sur la matière, la modifiant sans être jamais modifiés, ni altérés dans leur nature ; ils ne présentent
de différence que dans leur densité ou quantité,
chose essentielle qui rend leur action calculable.
C'est une des conditions d'un premier agent ; en
effet, comment calculer les lois d'un premier mo-
teur qui est lui-même mobile, qui est modifié, altéré de mille et mille manières différentes, indé-
terminées et indéterminables, comme l'âme de
Stahl, ou le principe vital de Barthez, ou enfin
l'organisation prise comme cause des phénomènes
vivans ?

RAPPORTS ENTRE LES SCIENCES ORGANIQUES ET LA
CHIMIE. — Ces rapports sont très nombreux et souvent très intimes ; leur investigation, après avoir
jeté dans de graves erreurs, a fini par faire découvrir beaucoup d'importantes vérités.

PRINCIPES DE SYLVIUS. — « On ne peut, disait
« Sylvius, supposer un seul changement dans le
« mélange des humeurs, qui ne soit la suite de
« la fermentation.

« Il n'y a que deux grands ordres de maladies,
« celles qui sont dues à une âcreté acide et celles
« qui proviennent d'une âcreté alcaline. »

Cette théorie s'est prolongée jusqu'à nos jours
d'une manière plus ou moins modifiée, plus ou
moins évidente : ainsi l'on connaît encore des substances altérantes, fondantes, absorbantes.

C'était par de fausses applications qu'on avait
comparé le développement organique à la cristallisation, et fait du corps humain un laboratoire
de Chimie. Ces erreurs doivent peu surprendre,
car il n'y a aucun phénomène dans la nature qui
se rapproche davantage de la nutrition que les
combinaisons chimiques : il y a encore des physiologistes qui pensent que ces combinaisons peuvent former les animalcules les plus simples, ce
qui conduirait à dire que la nutrition est un phénomène chimique, ce qui amènerait à conclure,
comme le fit Hoffmann pour les lois de la mécanique, qu'un principe supérieur agit dans le corps
humain d'après les lois de la Chimie qui n'ont pas
encore été découvertes. Ainsi les physiciens et les
chimistes, sans réfléchir que leurs principes généraux n'étaient que des signes représentant des en-
sembles de faits, ont cru pouvoir les appliquer à
des faits qu'ils ne représentaient plus (1).

COMPARAISON QUI DOIT ÊTRE ÉTABLIE ENTRE LA

(1) « La molécule organique, dit M. Raspail, résulte, à
« la vérité, d'une combinaison chimique d'élémens inorga-

CHIMIE ET LA PHYSIOLOGIE. — Les agens chimiques décomposent les êtres organisés pour produire en dernier résultat des corps inorganiques; et la vitalité assimile les corps inorganiques aux êtres organisés; telle est la comparaison qui doit être établie entre la Chimie et la Physiologie. La molécule qui va s'incruster dans le cristal, y restera immobile jusqu'à ce que la masse où elle se trouve soit altérée; tandis que celle qui entre dans le tourbillon nutritif y éprouvera des mutations continues jusqu'à ce qu'elle en soit dégagée.

VII

Unité établie par le principe de la Vitalité entre toutes les Sciences organiques.

Toutes les sciences organiques ont entre elles des rapports nombreux et se réunissent intimement pour constituer sous un même principe la science

« niques connus; mais cette sorte de combinaison est telle,
« qu'à elle seule elle donne naissance à une nouvelle classe
« de phénomènes, et constitue un règne à part. Ce n'est donc
« pas dans le règne inorganique qu'on doit aller chercher les
« bases de la théorie chimique des êtres organisés; mais bien
« dans l'organisation elle-même. » (*Nouveau système de chimie organique.*)

de l'organisation : on peut, en partant de la vitalité, descendre à tous les détails secondaires en général, ou examiner d'une manière plus spéciale, certains phénomènes organiques.

Insuffisance des principes secondaires.—Dans toutes les sciences, toutes les fois qu'on est parti de la généralisation de quelques faits secondaires érigée en principe, ces théories spéciales ont toujours été insuffisantes et n'ont servi qu'à se renverser successivement. L'irritabilité de Haller conduisit à l'incitabilité de Brown, etc. La considération de ces généralisations au moyen de principes secondaires, faisait dire à Bichat, « que le défaut « de trop généraliser a peut-être plus nui à la « science que celui de ne voir chaque phénomène « qu'isolément. »

« S'il était possible d'élever les analogies à un « degré de généralité tel qu'il en résultât un prin-« cipe applicable à tous les cas, on aurait ce que « l'on entend par les mots de théorie médicale. » (Cuvier, *Histoire des progrès des sciences naturelles.*)

VIII

Des Sciences comparées entre elles sous le rapport de l'exactitude, de la certitude et de l'évidence.

DIFFÉRENCE ENTRE LES TERMES DE LA SCIENCE DE L'ORGANISATION ET CEUX DES SCIENCES MATHÉMATIQUES. — Les calculs mathématiques sont basés sur des données simples, limitées ou indéfinies ; toutes les fois que les choses que l'on voudra exprimer se rapporteront à des objets différens, les signes du calcul seront insuffisans ; ainsi au langage mathématique on est souvent obligé d'ajouter le langage ordinaire ; ceci se fait remarquer plus fréquemment dans les sciences physiques, plus fréquemment encore, comme il est facile de le prévoir, dans les sciences organiques. La certitude peut être exprimée avec autant d'évidence par d'autres signes que par des signes mathématiques ; il est aussi évidemment vrai et aussi exact de dire que le chien et le cheval sont deux animaux différens, qu'il est vrai et évident que $A \times B = AB$. (Les mots sont des chiffres, disait Pascal.) Les termes de la science de l'organisation diffèrent de ceux des sciences mathématiques, en ce qu'il n'y en a que très peu d'assez simples pour être exprimés par un seul signe, ou par quelques signes corrélatifs. Dans le terme de nutrition, par exemple, sont exprimées l'attraction vitale, l'impression, la composition, la décomposition, la calorification, etc. De plus, pour que le phénomène complexe de nutrition puisse se produire, il faut que les lois organiques soient en harmonie avec les lois générales, telles que la gravitation, la caloricité, l'électrisation, etc. Il y a cette différence entre les phénomènes organiques et les phénomènes inorganiques, que les premiers ne peuvent exister sans être à l'état complexe, tandis que les seconds peuvent être considérés isolément ; ainsi, par exemple, en considérant les lois de la pesanteur d'une manière abstraite, on calcule les lois de la chute des graves, etc. Les phénomènes organiques cependant, malgré leur complication, s'accomplissent avec la même harmonie que les phénomènes inorganiques ; et de même que ceux-ci sont coordonnés à l'aide de certains principes, ceux-là peuvent l'être à l'aide d'un principe général (1).

POSSIBILITÉ D'ÉTABLIR DES LOIS FIXES ET INVARIABLES DANS LA SCIENCE DE L'ORGANISATION, COMME EN PHYSIQUE ET EN CHIMIE. — Les phénomènes organiques par lesquels se manifestent les lois de la

(1) D'après l'opinion reçue, dans les mouvemens inorganiques sont la constance et l'uniformité ; dans les mouvemens organiques, l'inégalité et la variété. L'ordre inorganique ne paraîtrait-il pas uniforme, et l'ordre organique varié, parce que, dans le premier, qui est le plus simple, on est parvenu à tout rapporter à un certain nombre de lois ; tandis que, dans le second, on n'a pas encore pu arriver à ce résultat ?

vitalité forment différens groupes, renfermant toutes les variétés ou individualités possibles. Le physicien qui n'aurait pas le premier principe du calorique pour y rattacher tous les faits qui s'y rapportent, ne verrait dans ces faits que des phénomènes individuels : le calorique une fois reconnu comme premier principe, il en déduit les deux grandes lois de sa concentration et de sa soustraction ; d'après ces lois tous les faits sont coordonnés, prévus et calculés. Dans la science de l'organisation, comme en Physique et en Chimie, pourront être établies des lois fixes et invariables, d'apès lesquelles une circonstance étant donnée, on sera certain du résultat ; ou comme en mathématique, avec des termes donnés, on dégagera des inconnues.

D'après ces lois, par exemple, on verra une corrélation nécessaire entre ces deux termes dont le premier est un organisme vivant, le second l'absence d'impressions, et un troisième terme qui sera la tendance de cet organisme à l'homogénéité. « Si « l'homme s'était borné à recueillir des faits, les « sciences ne seraient qu'une nomenclature sté- « rile, et jamais il n'eût connu les grandes lois de « la nature. C'est en comparant les faits entre eux, « en saisissant leurs rapports, et en remontant « ainsi à des phénomènes de plus en plus éten- « dus, qu'il est enfin parvenu à découvrir ces lois « toujours empreintes dans leurs effets les plus « variés. Alors la nature se dévoilant lui a mon-

« tré un petit nombre de causes donnant naissance
« à la foule des phénomènes qu'il a observés : il a
« pu déterminer ceux qu'elles doivent faire éclore ;
« et lorsqu'il s'est assuré que rien ne trouble l'en-
« chaînement de ces causes à leurs effets, il a porté
« ses regards dans l'avenir, et la série des événe-
« mens que le temps doit développer s'est offerte à
« sa vue. » (LAPLACE, *Exposition du système du
monde.*)

Les sciences, en effet, ne consistent pas à
ne voir dans un phénomène qu'un phénomène
(observation passive), mais elles doivent montrer les rapports de ce phénomène avec tout
l'ensemble de la nature. Si les faits n'étaient pas si
nombreux, qu'on pût tous les saisir séparément et
se dispenser toujours d'établir leurs rapports, on
n'aurait pas besoin des sciences. Les sciences ne
sont nécessaires qu'aux vues d'ensemble, elles
n'existent que par les généralités. L'avantage des
sciences est qu'au moyen d'un principe qui donne
la solution des grands problèmes, toutes les questions spéciales se trouvent résolues ou du moins
plus faciles à résoudre.

PROJET

D'UN

ESSAI SUR LA VITALITÉ.

LIVRE PREMIER.

GÉNÉRALITÉS ET PREMIERS PRINCIPES.

CHAPITRE PREMIER.

DE LA VITALITÉ.

DÉFINITION DE LA VITALITÉ. — L'expression de
vitalité n'ayant pas d'acception bien déterminée,
m'a paru pouvoir devenir une signification exacte,
et convenir mieux que tout autre terme, tant pour
les idées qu'on y attache déjà, que sous le rapport
de sa consonnance et de sa terminaison. Je vais
donc employer cette expression de vitalité (comme
on a employé celle d'électricité) pour signifier un
agent spécial de la nature.

(La nature est l'ensemble des êtres et des phénomènes qu'ils présentent.)

Le Dictionnaire des Sciences médicales définit la vitalité : « état de ce qui a vie. » A l'article vitalité du Dictionnaire de Médecine, il est dit que ce mot est, sous certains rapports, synonyme de principe vital, de force vitale; sous d'autres, d'action vitale, de mouvement vital.

Mouvement vital, faculté de vivre, durée de la vie, telles sont les différentes acceptions que l'Encyclopédie et les dictionnaires de langue française donnent au terme de vitalité.

Il faut s'entendre, avant tout, sur les acceptions des mots, qui doivent nécessairement changer, car les sciences seront probablement indéfiniment perfectibles : du moins aucune d'elles n'a encore atteint la raison dernière des choses dont elle traite.

Une science est un langage; la manière dont les signes de ce langage sont coordonnés, forme une théorie; une théorie ne peut être bonne et utile qu'autant qu'elle rallie tous les faits.

On peut étudier dans l'univers la matière et ses modifications; que ces dernières soient dues aux propriétés matérielles ou qu'elles soient produites par l'action d'agens spéciaux, comme on l'a supposé, il faut une expression propre pour désigner leur cause. L'utilité de ces abstractions est de généraliser les faits.

Le terme de vitalité doit être pris comme un signe représentant un ensemble de phénomènes et les coordonnant entre eux; et non comme une entité, quoique l'explication nécessite de supposer l'action d'une puissance (1).

Dans une théorie il ne doit y avoir qu'une expression générale et des faits particuliers ; cette expression générale est de convention, elle est toujours abstraite ; ce qui semble lui donner une existence réelle.

On regarde comme positive, dans les sciences humaines, l'expression de quelques propriétés matérielles qui tombent sous les sens, telles que la pesanteur, la densité, la couleur, la température, la saveur, l'odeur, etc.; et de quelques rapports, tels que le nombre, l'étendue, la forme, la distance, etc. Mais ces propriétés matérielles et ces rapports ont-ils une existence à part, ou n'existent-

(1) Il nous a paru préférable de donner une acception rigoureuse au mot vitalité, plutôt que de proposer une expression nouvelle. Les mots électricité et vitalité ont, il est vrai, l'inconvénient de se terminer de la même manière que beaucoup d'autres mots consacrés à désigner des effets, et non des causes. Ainsi, par exemple, caloricité signifie la propriété de dégager du calorique. Cet inconvénient se trouve encore pour d'autres terminaisons; ainsi, le mot attraction signifie ordinairement un effet, et ne devrait pas être employé pour désigner une cause, comme lorsque l'on dit l'attraction générale. Du reste, puisqu'il est très bien reçu que le mot électricité signifie la cause des phénomènes électriques, il nous paraît tout aussi facile de désigner la cause des phénomènes vitaux par le mot vitalité. Ainsi, le terme vitalité signifiera toujours, pour nous, le premier principe de la science de l'organisation.

ils que dans nos sensations? il est toujours vrai de dire que tout le reste n'est évidemment fondé que sur des hypothèses.

Les hypothèses viennent des analogies, les analogies sont saisies par l'étude des choses, cette étude est plus ou moins longue, selon que les analogies sont plus ou moins cachées. On a coutume de regarder comme vérités évidentes les hypothèses dans lesquelles on a été élevé.

NÉCESSITÉ D'UNE THÉORIE GÉNÉRALE DES PHÉNOMÈNES ORGANIQUES. — Les découvertes ont avancé les sciences médicales, mais non pas l'évidence en médecine.

Là où il n'y a pas évidence, si l'homme veut agir, il est contraint à suivre des conjectures, à former un système : l'empirisme fut le premier de tous.

Le besoin de se rattacher à une théorie est tellement nécessaire, que toute doctrine après avoir été renversée a toujours été remplacée par une autre. « Sans doute il vaudrait mieux pouvoir se passer de « toute espèce de théorie; mais cela est impossible. » (LAENNEC, *Traité de l'auscultation médiate.*)

Aujourd'hui nous avons des théories, leur entière destruction eût été la cessation de la médecine; quand le point de départ est ignoré, pour dire où l'on va il est nécessaire de le supposer en quelque lieu.

On n'a formé les sciences qu'en adoptant des principes généraux; elles ne sont toutes que des groupes de théories liant entre eux plusieurs faits et les rattachant à un même principe : ce principe est toujours une hypothèse.

L'attraction que Newton fit servir à l'étude des phénomènes célestes n'était qu'une hypothèse. Les phénomènes qu'on a désignés sous les noms d'électricité, de calorique, de lumière, ne sont expliqués que par des hypothèses.

En physiologie, que d'hypothèses qui, ne se rattachant à aucun point de départ, se heurtent et se renversent de tous côtés ? La vie n'a été expliquée que par des systèmes insuffisans pour enchaîner tous les phénomènes : de là l'obscurité et les contradictions de la pathologie et de la thérapeutique.

La médecine est sans doute de toutes les sciences humaines, celle où il s'est fait le plus de travaux, depuis près de vingt-trois siècles en commençant à Hippocrate, et ce n'est qu'après bien des essais, souvent infructueux, qu'on est arrivé à des vérités incontestables.

De tout temps on a reconnu l'existence d'une cause de la vie, et ceux-là même qui, se retranchant, avec raison peut-être, dans le scepticisme le plus absolu, rejettent toujours toute espèce d'hypothèse, qui n'admettent que des faits matériels ; lorsqu'ils veulent remonter aux premiers phénomènes de ces faits matériels, ne manquent jamais de reconnaître qu'il est *évident* que le point de départ est *la force vitale*.

Cette cause de la vie a été même regardée comme multiple ; ainsi on a admis l'irritabilité, la sensibi-

lité, la contractilité, la tonicité, le nisus formati-
vus, etc. , etc. Ne serait-il pas vrai de dire que plus
les physiologistes ont augmenté le nombre des
forces et des propriétés vitales, plus ils ont augmenté le nombre des hypothèses.

Quel avantage immense ne serait-ce pas, de partir
d'un principe unique et d'expliquer avec lui tout le
règne organique, ses fonctions, ses différences,
ses modifications, ses maladies, ses altérations pathologiques, sa vie et sa mort?

*Causas rerum naturalium non plures ad-
mitti debere, quam quæ et veræ sint et earum
phænomenis explicandis sufficiant.* (NEWTON,
*Principes mathématiques de la philosophie natu-
relle.*)

« S'il n'y a de tous côtés (dit M. Andral) que
« des conjectures plus ou moins vraisemblables, il
« doit y avoir utilité pour la science à ce que toutes
« soient également présentées. »(*Traité d'anatomie pathologique.*)

M. Broussais, dans la dernière de ses proposi-
tions de médecine, dit que la médecine est restée
dans le vague et dans l'incertitude jusqu'à nos jours;
il dit encore : « Les hypothèses peuvent par fois
« enfanter des réalités. » (*Examen des doctrines
médicales*, 3ᵐᵉ édition, tome 1ᵉʳ, page 66.)

D'ailleurs personne n'a pensé qu'en physique
les théories de l'électricité, du calorique et de la
lumière, pussent être regardées comme des ro-
mans. Du reste ces théories menacent elles-mêmes

de crouler pour faire place à celle de l'éther.

Ce genre de travail ne me permet de présenter les idées que je vais émettre, que sous forme de corollaires. Le procédé ordinairement suivi pour démontrer un principe, est de partir d'un certain nombre de faits, dont on établit les rapports et dont on tire les conséquences ; ce principe est l'expression abrégée des conséquences déduites. Mais ici le nombre des faits est immense, c'est l'ensemble de tous les phénomènes de la nature, et ce n'est qu'en les supposant connus, que dans un travail aussi abrégé, on peut chercher à établir leurs rapports, et s'élever au principe qui les unit.

Dans l'univers, nous ne voyons que des effets ; si la cause première ne se fût manifestée à nous, nous serions dans l'impossibilité de la connaître par nos moyens ordinaires d'investigation ; ils nous permettent à peine d'approcher quelques causes secondaires.

Les théories du calorique et de l'électricité expliquent toutes les mutations de la nature inorganique, et un grand nombre de phénomènes des êtres organisés ; mais ces théories sont insuffisantes pour expliquer la vie : dans l'état actuel des sciences, la vie ne peut être expliquée que par l'action d'un agent spécial.

SOURCES DE LA VITALITÉ. — La vitalité étant regardée comme l'agent spécial des phénomènes vivans, c'est à son action sur les corps qu'est due la vie. On doit considérer cet agent répandu comme

3

les autres dans toute la nature ; cependant, en examinant que dans les êtres organisés ce qui vit est
composé de gaz, il est rationnel de considérer l'atmosphère comme le grand réservoir qui le fournit
et le reçoit continuellement (1). « L'air élaboré
« dans les poumons est un principe que le sang
« tire de l'atmosphère, et qui lui procure l'essence
« éthérée à laquelle les Anciens donnaient le nom
« d'esprits vitaux. » (BORDEU.)

HARMONIE ENTRE LA VITALITÉ ET LES AUTRES
FORCES DE LA NATURE. — L'harmonie règne dans le
monde ; c'est à tort que jusqu'à présent on a considéré les phénomènes physiques et chimiques
comme étant opposés aux phénomènes physiologiques : il n'y a pas plus opposition entre les forces
vitales et les forces physiques qu'il n'y a opposition
entre ces dernières elles-mêmes ; tous les corps
sont attirés vers le centre de la terre, mais cette
attraction n'empêche pas l'attraction moléculaire et
ne s'oppose point à la dilatation des corps par le calorique. Nous ignorons l'essence de tous les phénomènes de la nature, mais nous pouvons apprécier
les conditions de leur manifestation ; elles sont nécessaires, sans elles la terre cesserait de parcourir
sa course, les globes cesseraient de tourner dans
les espaces. Tout a reçu son impulsion de la cause
première.

(1) Peut-être pourrait-on déterminer, par le calcul, l'espace de temps dans lequel l'atmosphère a dû ou devra passer
tout entière par l'organisation.

La loi de l'équilibre a été appliquée aux fluides impondérables comme aux fluides pondérables. Dans l'équilibre, la vitalité comme les autres agens impondérables est à l'état latent; comme eux elle ne manifeste son existence que lorsque cet équilibre cesse, dans certaines conditions.

Toutes les fois qu'un corps brûle, il y a combinaison de gaz et dégagement de calorique; toutes les fois qu'un corps vit, il y a combinaison d'élémens vitalisés et dégagement de vitalité (proposition qui paraîtrait aussi évidente que la première si on y était aussi habitué); cette vitalité en plus fait la vie de l'individu.

Le calorique développe des phénomènes d'électricité, il développe également des phénomènes de vitalité; l'électricité développe des phénomènes de calorique et de vitalité; la vitalité développe des phénomènes d'électricité et de calorique.

Les forces de la nature s'équilibrent entre elles; le calorique et l'électricité règnent sur un certain état de la matière, état inorganique; la vitalité règne sur une autre manière d'être de la matière, état organique. L'état organique, et l'état inorganique, sont deux manières d'être de la matière, la transition de l'une à l'autre constitue une sorte de cercle, qu'elle parcourt sur la surface de la terre, pendant que la terre et les grands corps parcourent des cercles dans les espaces.

DIFFÉRENTES MANIÈRES D'ÊTRE DE LA VITALITÉ.— L'action de la vitalité peut être ralentie, peut être activée, peut être suspendue, peut être ranimée ; elle est éteinte toutes les fois que la vitalité cesse d'être en plus et que l'équilibre est rétabli.

La vitalité a trois manières d'être à l'égard de la matière : l'état d'équilibre général, où son action est nulle ; l'état de concentration latente, où elle exerce une action qui n'est pas appréciable ; l'œuf, la graine, etc., ont une vitalité latente ; enfin l'état de concentration active, où elle se manifeste et produit des mutations continues.

CONDITIONS DE LA MATIÈRE LES PLUS FAVORABLES A LA MANIFESTATION DE LA VITALITÉ. — Tous les corps et toutes les combinaisons matérielles ne sont pas également propres à concentrer la vitalité. La vitalité se dégage des corps en proportion d'autant plus grande que leur densité est moindre ; l'état le plus propre à sa concentration est l'état le plus voisin de la liquidité ; elle se concentre à son plus haut degré de manifestation dans la pulpe nerveuse et les liquides reproducteurs ; la solidification enraie ses phénomènes, son action est continue, les élémens sur lesquels cette action est exercée changent sans cesse tant dans l'individu que dans l'espèce ; l'individu propage, son existence se reproduit ; après la reproduction, l'action de la vitalité abandonne l'individu et continue l'espèce ; cette action est manifestée par les phénomènes vivans : quand nous voyons ces phénomènes, nous disons qu'il y a vie.

DÉFINITION DE LA VIE. — La vie peut être définie, la manifestation de la vitalité, ou l'action de la vitalité.

DES PHÉNOMÈNES DE NUTRITION OU DE LA CHIMIE VIVANTE. — Les phénomènes de l'échelle des êtres, depuis les minéraux jusqu'à l'homme, vont toujours en se compliquant, le plus haut degré ne diffère du dernier que par des additions, et le dernier ne diffère du premier que par des soustractions. Dans la vie, toutes les lois de la nature se trouvent renfermées, et cette manière d'être ne diffère des autres que par des phénomènes en plus, dus à l'action spéciale de la vitalité. Il est une chimie vivante où les lois de la chimie sont sous la dépendance de l'action de la vitalité, de même que dans la chimie inorganique les lois de la vitalité sont sous la dépendance de l'action de l'électricité et du calorique; certains sels sont également des produits des êtres vivans et des êtres inorganiques. « La nutrition (dit M. de Blainville) ne pourra « être parfaitement conçue qu'en l'envisageant « comme une sorte de combinaison chimique ; car « un tissu quelconque étant mis en rapport avec « un fluide, dans lequel se trouvent les élémens de « sa composition, attirera ceux-ci à lui de manière « à s'en emparer, à se combiner avec eux, et se les « assimilera par une action tout à fait semblable à « celles que nous connaissons sous le nom d'actions « chimiques. » (*Cours de physiologie générale et comparée.*)

COMBINAISON VITALE ET DÉGAGEMENT DE LA VITA-

LITÉ. — Les combinaisons vivantes s'opèrent par une attraction moléculaire de même que les combinaisons chimiques. Les corps en affinité avec les corps vivans, sont les mêmes que ceux que l'on obtient par la décomposition des substances organiques ; en première ligne, s'offrent l'oxigène, l'hydrogène, le carbone, l'azote, le phosphore, le soufre ; viennent ensuite des bases salifiables, la silice, la magnésie, la chaux, la soude, la potasse, l'oxide de fer, etc.

Tous les composés de la chimie organique sont dus aux combinaisons de ces différens corps et sont produits par la chimie vivante (1). Tous les gaz précédens occupent un plus grand espace dans leur état de simplicité que dans leur état de combinaison ; chaque molécule gazeuse contenant une

(1) « Une molécule de carbone et une molécule d'eau « s'associent pour former la molécule organique sous forme « sphérique. La molécule organique, en se combinant avec « une base, forme les parois des tissus ligneux si la base est « fixe ; et glutineux ou albumineux si la base est ammonia- « cale.

« La matrice de tout développement de tissu est une cel- « lule imperforée à nos moyens d'observation, mais dont les « parois sont susceptibles d'aspirer les sucs, et de faire une « espèce de triage des matériaux qu'elles doivent élaborer « dans leur sein.

« Toute cellule, pour élaborer les matériaux qu'elle recèle « au profit de son développement, a besoin de recevoir une « impulsion vitale. » (*Nouveau système de chimie organique,* par M. Raspail.)

quantité de vitalité égale à son plus haut degré de capacité pour elle, dégage une partie de cette vitalité en se combinant : car on peut dire, sans crainte d'erreur, qu'il existe une combinaison vitale, et qu'il y a suraction de la vie après la combinaison.

Après la combinaison, la densité est augmentée, le volume est diminué, une partie de la vitalité est dégagée et reste dans l'organe et dans l'individu jusqu'à ce qu'elle soit soustraite par des causes extérieures, en produisant les fonctions et les actions.

C'est à cette quantité de vitalité en plus qui commence avec la reproduction, et qui par elle se perpétue chez les êtres vivans, qu'est due la puissance supérieure d'attraction qu'exercent les êtres organisés sur les élémens organisables; c'est là ce qui constitue leur individualité organique. La force d'attraction est en raison de la concentration de la vitalité, en raison de l'affinité chimique et des conditions de calorique et d'électricité.

Les molécules des corps organisés doivent leur cohésion à la vitalité qui les a unies. Dans toute partie organique où la vitalité n'est pas active, elle est latente ; une mousse desséchée ne diffère d'un tronc d'arbre desséché que par plus de simplicité dans sa composition, ce qui lui permettra de revivre si les conditions d'humidité et de calorique lui sont rendues.

DÉCOMPOSITION ET SOUSTRACTION DE LA VITALITÉ. — Les substances organiques ne perdent leur vitalité en plus, que par la désorganisation. « La « mort affaiblit la contractilité de tissu ; mais elle « ne l'anéantit point : un muscle étant coupé se « rétracte long-temps après que la vie ne l'anime « plus. La putréfaction seule met un terme à l'exis- « tence de cette propriété. » (Bichat, *Anatomie générale.*) « Des chrysalides et des nymphes (dit « M. Latreille), exposées à l'air libre, dans les « régions les plus hyperboréennes et où le mer- « cure se congèle, ne périssent point par la rigueur « extrême du froid.

« On sait encore que les insectes peuvent sup- « porter, et pareillement sans succomber, une forte « chaleur ; et l'on a même trouvé de petits hydro- « philes dans des eaux thermales bouillantes. » (*Cours d'entomologie.*)

CHAPITRE II.

DES DIFFÉRENCES QUI SE TROUVENT ENTRE LES ÊTRES VIVANS.

DIFFÉRENCES ENTRE LES ESPÈCES ET ENTRE LES CLASSES.—Les espèces, tant végétales qu'animales, qui couvrent le globe, présentent des différences qui se perpétuent dans les germes qui les repro- duisent, *habens unum quodque sementem secun- dùm speciem suam.* (Genèse.)

Les germes (ovules fécondés , embryons , gemmes , bourgeons , enfin tous les corps reproducteurs) sont le point de départ des phénomènes vivans , de même que les corps simples ou élémentaires , sont le point de départ des combinaisons inorganiques. Les germes contiennent tous les principes des affinités vitales , sinon en réalité , au moins en puissance , c'est-à-dire qu'ils sont le point de départ de telles combinaisons , qui une fois formées auront la propriété d'en développer telles autres : c'est ainsi qu'eux-mêmes ils sont produits.

Toutes les classes des êtres remontent à la création , et les degrés ascendans de l'échelle ne sont point dus à la perfectibilité organique, pas plus que les degrés descendans ne sont dus à la dégradation. « La vie n'a pas toujours existé sur le globe, « et il est facile à l'observateur de reconnaître le « point où elle a commencé à déposer ses pro- « duits. » (CUVIER, *Discours sur les révolutions de la surface du globe.*)

La matière qui s'organise , a la propriété de se développer selon telle forme, de même que la matière qui cristallise, quoique l'action soit différente.

La substance provenant d'un être a été composée dans lui d'une certaine manière , et c'est toujours de la même manière que , dans les mêmes circonstances, sa composition l'a fait développer.

DE L'ANALOGIE.—L'analogie a sans doute été dans les vues du Créateur. « Pour cet ordre de considé- « rations (dit M. GEOFFROY-SAINT-HILAIRE, *Théo-*

« *rie des analogues*) il n'est plus d'animaux divers.
« Un seul fait les domine, c'est comme un seul être
« qui apparaît. Il est, il réside dans l'animalité;
« être abstrait, qui est tangible par nos sens sous
« des figures diverses. Ses formes varient en effet,
« selon qu'en ordonnent les conditions de spéciale
« affinité des molécules ambiantes, qui s'incorpo-
« rent avec lui. A l'infinité de ces influences, mo-
« difiant sans cesse les reliefs profondément comme
« sur tous les points superficiels, correspond une
« infinité d'arrangemens distincts d'où proviennent
« les formes variées et innombrables répandues
« dans l'univers. Toutes ces diversités sont ainsi li-
« mitées à de certaines structures selon le caractère
« des excitans, selon que se déplacent ou se réen-
« gagent les élémens. Mais d'ailleurs ces faits de
« diversité se reproduisent nécessairement, comme
« si chacun était retenu et enfermé dans une trame
« qu'il ne peut ni transpercer ni déborder.

« Voilà dans quel océan d'actions, de perturba-
« tions et de résistances s'exercent les facultés
« de l'organisation animale. » (*Principes de philosophie zoologique.*) Les différences organiques
pourraient donc être regardées comme soumises à
la différence de concentration de vitalité dans les
liquides reproducteurs; le plus haut degré de cette
concentration se trouvant chez l'homme, dont
l'organisation est la plus compliquée, dont le système nerveux surtout est le plus développé et
exécute le plus de fonctions.

DE LA DIFFÉRENCE DE GRANDEUR ET DE DURÉE DES
ÊTRES VIVANS. — La différence des formes établit
celle des espèces. La différence des grandeurs et de
la durée des êtres organisés, considérée par rapport
aux individus d'une même espèce, varie selon les
circonstances qui environnent l'individu, selon que
les objets extérieurs correspondent aux besoins de
son être. La plante des tropiques étonnante par sa
beauté et sa grandeur sous la zone torride, ne sera
qu'un individu faible, petit et débile, dans un pays
tempéré. Le végétal venu à l'ombre sera étiolé ; la
plus belle race d'hommes, portée sous les glaces
du pôle, au bout de quelques générations ne produira que des nains. Toutefois il est certaines limites
que la grandeur des espèces ne dépasse jamais ; la
baleine et le baobab sont les plus grandes dimensions du développement organique en étendue,
tandis que les plus petites disparaissent dans le
monde microscopique.

La longueur de la durée est aussi l'apanage de ces
colosses organisés ; on pense que la baleine vit environ mille ans, et d'après les calculs des natura-
listes voyageurs, il existe des baobabs qui auraient
l'âge du monde : cette existence paraît éternelle
en comparaison de celle des êtres éphémères.

La durée paraît généralement être limitée par
la succession d'un certain nombre de phénomènes ; à la fin de cette succession, l'être a subi
toutes les mutations possibles, la vie cesse par l'effet
de la condensation et de la trop petite quantité

de matière vivante par rapport à la masse de l'individu.

CHAPITRE III.

DES CONDITIONS D'EXISTENCE NÉCESSAIRES AUX ÊTRES VIVANS.

Chaque manière d'être renferme les conditions nécessaires à son existence et à ses fonctions, cela tant pour les espèces que pour les individus : ainsi on peut dire que la fixité au sol est nécessitée par l'absence de la motilité, et que la myotilité et le système nerveux co-existent nécessairement. Les choses nécessaires à la vie des êtres sont d'autant plus nombreuses qu'ils sont plus composés. C'est parce que les conditions nécessaires à leur existence leur ont manqué, qu'il y a des espèces perdues (1).

(1) « La catastrophe qui, par un double mouvement, a inondé et ensuite remis à sec nos continens actuels, ou du moins une grande partie du sol qui les forme aujourd'hui, a laissé encore, dans les pays du Nord, des cadavres de grands quadrupèdes, que la glace a saisis, et qui se sont conservés jusqu'à nos jours, avec leur peau, leur poil et leur chair. S'ils n'eussent été gelés aussitôt que tués, la putréfaction les aurait décomposés ; et, d'un autre côté, cette gelée éternelle

CHAPITRE IV.

DE LA REPRODUCTION.

Quelque part que l'on se trouve sur le plan des êtres organisés, on peut d'un point quelconque saisir tous les rapports de l'ensemble. La vie est un cercle, un point suppose nécessairement celui qui le précède et celui qui le suit.

DÉFINITION DE LA REPRODUCTION. — On s'est trompé lorsqu'on a dit que la reproduction était le passage de ce qui n'a pas vie à ce qui a vie : il y a vie dans ce qui reproduit avant la reproduction. La reproduction est la continuation de la vie de

n'occupait pas auparavant les lieux où ils ont été saisis; car ils n'auraient pas pu vivre sous une pareille température. C'est donc le même instant qui a fait périr les animaux et qui a rendu glacial le pays qu'ils habitaient.

« La vie a donc souvent été troublée sur cette terre par des événemens effroyables. Des êtres vivans, sans nombre, ont été victimes de ces catastrophes : les uns, habitans de la terre sèche, se sont vus engloutis par des déluges ; les autres, qui peuplaient le sein des eaux, ont été mis à sec avec le fond des mers subitement relevé; leurs races mêmes ont fini pour jamais, et ne laissent dans le monde que quelques débris à peine reconnaissables pour le naturaliste. » (CUVIER, *Discours sur les révolutions de la surface du globe.*)

l'être ou des êtres producteurs dans l'être produit, c'est le principal phénomène des mutations vitales (1).

Toute action de composition organique et de reproduction est effectuée au moyen du liquide organisable (substance amorphe, dans laquelle est concentrée la vitalité et qui a ses affinités en raison de sa composition élémentaire). Ce sont ces différentes affinités des principes élémentaires du liquide organisable, qui par les combinaisons s'équilibrent entre elles, et déterminent les formes et les différences des êtres organisés.

CONDITIONS NÉCESSAIRES A LA REPRODUCTION. — Pour toute reproduction, soit d'un être complet, soit de l'organe d'un être déjà existant, il faut l'existence du liquide organisable. L'être entier ou seulement l'organe se développeront, toutes les fois que seront possibles les combinaisons du li-

---

(1) M. Tréviranus a rapporté la génération à la nutrition. « Il me paraît au dessus de la portée de notre intelligence de rendre ce mystère parfaitement intelligible ; de manière que si je parviens à ramener l'acte générateur à un fait plus connu dans l'économie des plantes, j'aurai fait, je crois, tout ce que l'on peut raisonnablement espérer.

« Si la génération est un acte végétatif, dont les facteurs se présentent à nous, séparés, en quelque sorte ; d'un autre côté, l'accroissement est une génération intérieure qui se renouvelle sans cesse » (*Mémoire sur la génération*, par le docteur Tréviranus. *Journal complémentaire des sciences médicales*, tome II, page 507.)

quide organisable selon ses affinités : plus l'organe d'un être se rapprochera de l'état de simplicité de la pulpe amorphe et plus il y aura de facilité pour ces reproductions partielles et totales.

Il ne s'effectue point de développement sans combinaison. La production des bourgeons chez les plantes est évidemment la continuation de la composition, elle se fait par la combinaison du liquide nutritif avec le liquide organisé; ainsi les combinaisons de la nutrition développent les organes qui n'existaient pas, organes qui ne préexistaient point en raccourci, pas plus qu'un sel ne préexiste en raccourci, avant la combinaison de l'acide et de la base qui doivent le former. L'évolution apparente dans la production des êtres organisés n'est autre chose que l'accroissement de l'être formé.

Chez les êtres dont la mort ne laisse pas de cadavre (1), la reproduction est plus évidemment la continuation de la vie de l'être producteur dans l'être produit. Ces êtres sont simples, le liquide organisable, ou ce qui vit, reste chez eux tout voisin de l'état amorphe : la division de ces êtres n'empêche pas la continuation de l'action de la vitalité sur chacune de leurs parties; la division de l'être n'empêche pas que le liquide organisable continuera à se combiner selon ses affinités lors

___

(1) Nous employons l'expression mort, pour signifier la cessation de l'individualité.

qu'elles seront mises en action : telles sont les reproductions fissipares.

Une branche d'arbre plantée en terre, poussera un végétal entier, développera des bourgeons, des racines, etc. Des fragmens de plantes agames développeront des individus nouveaux.

DES DIFFÉRENS MODES DE REPRODUCTION. — La partie développe l'être entier chez les végétaux et les animaux les plus simples (le mot animal doit être regardé comme signifiant un être qui se meut par lui-même et par contraction); en s'élevant davantage dans l'échelle de ces derniers, on trouve que le tout peut seulement développer la partie, encore avec d'autant moins de puissance, qu'on se rapproche davantage du degré le plus élevé; dans les animaux supérieurs, la reproduction ne se fait plus sans la fécondation sexuelle qui n'existait pas chez les êtres inférieurs, encore pour l'opérer faut-il que deux individus s'unissent.

Plus les êtres sont élevés dans l'échelle, plus leurs organes sont solidaires les uns des autres, plus l'être est individuel et un. Ainsi l'unité de l'être est en raison directe de la multiplicité des organes. Les êtres en s'élevant semblent se former par addition. En partant des êtres inférieurs, on va des végétaux simples aux végétaux composés (1) : les animaux inférieurs en s'ajoutant à

(1) « Ce qui est bien prouvé, c'est que les espèces les plus simples aient besoin de s'unir et de se souder à d'autres pour

eux-mêmes se composent ; les vers ont des anneaux ; les insectes en passant de l'état de larve à
l'état parfait, superposent leurs anneaux en les dou-

former des espèces plus composées. On ne peut s'empêcher
de voir dans celles-ci des sortes d'agrégations des premières.
En effet, si par la pensée on décompose l'un des végétaux
les plus compliqués, ou plutôt si à l'aide de végétaux très
simples on compose celui-ci, il est de toute évidence qu'il en
résultera des formes générales très différentes. Si, par exemple, on prend pour premier type, le végétal univésiculaire
qui fait le principal sujet de ce mémoire ; qu'ensuite on y
ajoute bout à bout quelques nouvelles vésicules, on aura cet
autre type auquel on a donné le nom de *monilia*. Si l'on continue d'ajouter d'autres vésicules, on obtiendra une conferve
à filamens simples, c'est-à-dire, une conferve composée d'une
seule série de vésicules ; si, sur le sommet latéral de quelques
unes des vésicules de celle-ci, on ajoute encore d'autres séries de vésicules, on formera une conferve rameuse.

« En soudant côte à côte plusieurs conferves simples ou
unisériales, un tel assemblage produira la composition lami-
naire, et l'on aura réellement l'organisation d'une ulva.

« Si, enfin, on applique un certain nombre de ces lames les
unes sur les autres, on arrivera à cette masse de tissu cellulaire, à l'aide de laquelle la nature modèle à son gré les
formes des autres végétaux.

« Cette loi de surajoutement, dont je viens de faire l'application à la formation du tissu cellulaire, peut également se rapporter à toutes les parties constitutives du végétal, soit à
l'état normal, soit à l'état de monstruosité.

« Offrons quelques exemples :

« La feuille, réduite à sa partie essentielle, est une écaille ;
en ajoutant à cette écaille, elle devient un pétiole ; en élar-
gissant celui-ci, on forme une lame ; en décomposant cette

4

blant ; les surfaces internes et les surfaces externes
se superposent aussi pour former les glandes, les
appareils respirateurs, sensitifs et locomoteurs.
Enfin chez les vertébrés, l'individu est formé par
deux moitiés qui s'unissent ; mais les sexes restent
séparés. L'union et la désunion des sexes sur un

lame, on fait une feuille lobée ; en articulant et en multi-
pliant plus ou moins ces lobes, on obtient enfin le dernier
degré de développement de cet organe, c'est-à-dire, une
feuille plus ou moins foliolée, plus ou moins composée.

« Il en est encore de même pour la complication du péricarpe. Deux péricarpes simples unifoliés, uniloculaires
comme celui du Haricot, soudés par le côté qui donne naissance aux graines, produisent le péricarpe biloculaire d'une
Gentiane ; trois, réunis de la sorte, celui du Colchique ;
quatre, celui du Tetragastris ; cinq, celui de la Fraxinelle ; et
enfin un plus grand nombre, ceux de l'Hura crepitans, et
d'une Renoncule.

« Ne perdons pas de vue que, par surajoutement, j'entends
toujours une augmentation progressive du nombre des parties du centre vers la circonférence, et jamais par *juxtaposition*.

« Souvenons-nous encore que, chaque fois que de l'être A
nous passons à l'être A plus B, celui-ci, en même temps qu'il
a acquis quelques parties de plus, reçoit encore des facultés
qui lui sont propres, et se trouve assujéti à de nouvelles lois ;
que le plus qui le caractérise et le différencie du premier,
entre en harmonie avec ce qui était déjà. »

(*Observations sur quelques végétaux microscopiques, et
sur le rôle important que leurs analogues jouent dans la formation et l'accroissement du tissu cellulaire* ; par Turpin.—
Mémoires du Muséum d'histoire naturelle, tome XIV.)

même individu semble osciller chez les êtres inférieurs où l'on trouve des hermaphrodites, des
monoïques, des androgynes et des dioïques.

DE LA DIFFÉRENCE DES SEXES. Toutes les fois
qu'il n'y a pas hermaphrodisme il doit y avoir mâle
et femelle ; par conséquent il est inexact de dire
que les femelles ne sont que des mâles avor-
tés. Il y a des espèces où les mâles offrent constamment moins de développement que les femelles. Chez les araignées le mâle est beaucoup
plus petit que la femelle et lui cède en force et en
puissance ; aussi pour la féconder ne l'approche-
t-il qu'en tremblant, et il lui arrive quelquefois
d'être mangé par elle. Les mâles et les femelles,
l'homme et la femme sont également parfaits dans
ce qu'ils sont.

Quant à la différence des sexes, elle doit nécessairement être occasionée par une disposition constante, qui établit une différence ou dans la substance
des germes, ou dans leurs rapports, ou dans leur
mode de développement. Il est à remarquer que
la matrice de la jument qui a d'abord produit un
mulet, a éprouvé par là de si grands changemens,
que les poulins qu'elle produit ensuite, conservent
toujours quelque chose du mulet.

FÉCONDATION. — La fécondation qui pour beaucoup d'êtres est le seul moyen de reproduction,
n'est qu'un moyen de plus pour beaucoup d'autres. Tous les modes de reproduction sont réunis
dans le règne végétal, aussi contient-il la plus

grande partie des êtres organisés qui couvrent le globe.

La production des parties qui peut avoir lieu à plusieurs fois chez les êtres inférieurs, se fait une seule fois dans le développement de l'embryon des êtres à sang chaud, où la vitalité est plus concentrée. « On peut dire en général que plus l'animal « est parfait et complexe à l'état adulte, moins il « met de temps à parcourir les formes imparfaites « par lesquelles il est obligé de passer dans son « accroissement.» (MECKEL, *Traité général d'anatomie comparée.*)

Ce développement complique l'être en saturant toutes ses affinités et en effectuant toutes ses superpositions et ses conjonctions ; c'est ce développement qui, poussé rapidement au dernier point possible, vu l'activité de la vitalité, fait perdre l'état de simplicité reproducteur des organes, et qui, chez ces êtres, ne permet plus qu'à une pulpe amorphe, très vitalisée et formée par eux, de recommencer leurs évolutions organiques en perpétuant leur espèce, et leur mort laisse toujours un cadavre.

La fécondation sexuelle est une combinaison du liquide fécondant avec le liquide de l'ovule. Les conditions (circonstances extérieures), où se trouve le liquide organisable mâle, font que seul il ne peut jamais former de développement. Dans ses réservoirs le sperme est sous l'influence de la vie générale et ne se sépare pas avec des parties contenantes.

La formation de l'embryon, pour tout le règne organique, se fait par la combinaison du liquide organisable avec l'ovule, comme chez les végétaux la formation du bourgeon se fait par la combinaison du liquide nutritif avec le liquide organisé ; entre l'embryon et le bourgeon végétal la différence est presque nulle (1).

(1) « On peut, dit M. Richard, considérer la fleur comme un véritable bourgeon terminal composé d'un nombre variable de verticilles de feuilles diversement modifiées.

« L'analogie des étamines avec les pétales est très grande, puisque l'on voit fréquemment les filets staminaux s'élargir en pétales, comme, par exemple, dans toutes les fleurs qui doublent. Ainsi, le filet d'une étamine peut donc être considéré comme un pétale réduit à sa nervure médiane. Quant à l'anthère, c'est une feuille dont les bords se recourbent et se roulent vers la nervure médiane, et qui forment ainsi deux espèces de petits sacs remplis d'un tissu cellulaire dont les vésicules finissent par se séparer les unes des autres et former le pollen..... Le pistil peut également être considéré comme le résultat d'une ou de plusieurs feuilles verticillées. Quand il est uniloculaire et que les ovules qu'il renferme ne sont attachés qu'à un seul point de son intérieur, il est formé par une seule feuille dont les bords convergent l'un vers l'autre et se soudent pour constituer la cavité ovarienne. Quand, au contraire, l'ovaire est à plusieurs loges, ou même quand il est à une seule loge, mais que les ovules sont attachés à plusieurs trophospermes pariétaux, dès lors il se compose d'autant de feuilles qu'il y a de loges ou de valvules. Dans le premier cas, celui de la plurilocularité, les bords des feuilles ont convergé vers l'axe de la fleur, et, en se soudant latéralement entre elles par une partie de leur face externe, elles

Le liquide organisable qui se combine avec l'o-
vule est ordinairement formé à part et n'effectue
sa combinaison que lorsqu'il est très vitalisé. Cependant beaucoup d'œufs se développent par la
combinaison du liquide nutritif commun à tout l'individu, mais leurs embryons ne renferment pas
assez de vitalité, ou ne trouvent pas des matériaux
assez vitalisés pour se développer ; toutefois, il est
des êtres chez lesquels une fécondation sexuelle
concentre assez de vitalité dans les liquides individuels, pour que les combinaisons du liquide nutritif commun puissent concentrer assez de vitalité
dans les œufs pour suffire au développement des
embryons et des êtres complets pour plusieurs générations. Les embryons femelles sont développés
à l'état d'individus reproducteurs, sans fécondation
sexuelle, pour environ huit générations, chez les
pucerons, et pour douze ou quinze chez quelques
monocles.

Ainsi, la reproduction par embryon, qui ne se
fait que par fécondation chez la plupart des êtres
qui se propagent par ce mode, chez quelques uns
se fait sans que la fécondation soit toujours nécessaire.

ont constitué les cloisons ; dans le cas où l'ovaire est uniloco-
laire, les feuilles ovariennes se sont soudées entre elles dans
tout leur contour. Enfin, les ovules eux-mêmes doivent être
considérés comme des espèces de petits bourgeons composés
de plusieurs feuilles diversement modifiées. » (*Nouveaux élémens de botanique*. 5e édition.)

PREUVES DE L'EXISTENCE DE L'AFFINITÉ ENTRE
L'OVULE ET LA MATIÈRE FÉCONDANTE. — Il y a affinité entre l'ovule et la matière fécondante, l'attraction détermine la combinaison.

Empédocle avait dit que les parties de la se-
mence du mâle et de la femelle tendent incessamment à se réunir, et que c'était là la cause de l'attraction invincible des deux sexes l'un vers l'autre.
La théorie de l'attraction, appliquée aux combinaisons organiques, fut reproduite par Galien.

L'action fécondante du sperme ayant lieu assez
long-temps encore après sa sortie des organes mâles,
j'eus la pensée d'enlever sur un mâle et une femelle de même espèce, la totalité des organes
générateurs; je les suspendis aussitôt à quelques
lignes les uns des autres, et je remarquai qu'en
les rapprochant à un très petit intervalle, ils se
joignaient spontanément et par attraction à distance, ils adhéraient ensemble d'une manière bien
plus marquée qu'ils ne le faisaient séparément,
en les mettant en contact avec les organes de l'animal qui les avait fournis : l'action d'attraction cessa
de se produire dès qu'ils furent refroidis. J'ai ré-
pété cette expérience sur des lapins et sur des cochons d'Inde (cabiais) : il est nécessaire que les
animaux se trouvent dans les conditions les plus
favorables à l'acte de la génération. Cette expérience est facile, mais elle exige beaucoup d'attention et de promptitude dans son exécution.

« A l'époque de la fécondation (dit M. Richard),

« les huit ou dix étamines qui composent les fleurs
« de la Rue (ruta graveolens), se redressent alter-
« nativement vers le stigmate, y déposent une
« partie de leur pollen et se déjettent ensuite en
« dehors.

« Les étamines du Spermannia Africa, de l'Epine-
« Vinette, lorsqu'on les irrite avec la pointe d'une
« aiguille, se resserrent, se rapprochent les unes
« contre les autres et se redressent contre le
« pistil.

« Dans plusieurs genres de la famille des Urticées,
« dans la Pariétaire, le Mûrier à papier, etc., les
« étamines sont infléchies vers le centre de la fleur
« et au dessous du stigmate. A une certaine épo-
« que elles se redressent avec élasticité, comme
« autant de ressorts, et lancent leur pollen sur l'or-
« gane femelle.

« Dans le genre Kalmia, les dix étamines situées
« horizontalement au fond de la fleur, et leurs
« anthères, sont renfermées dans autant de petites
« fossettes qu'on aperçoit à la base de la corolle.
« Pour opérer la fécondation, chacune des étamines
« se courbe légèrement sur elle-même, diminue
« ainsi la longueur de son filet, et finit par dé-
« gager son anthère de la petite fossette qui la con-
« tenait. Elle se redresse alors au dessus du pistil
« et verse sur lui son pollen. » (*Nouveaux élémens de botanique.* 5e édition.)

Les organes sexuels, diversement conformés
selon la complication des êtres, sont des ouver-

tures communiquant à l'extérieur, par lesquelles
s'échappe le liquide vivant. L'attraction qui a lieu
entre le liquide fécondant et le liquide de l'ovule
diffère de celle qui existe dans l'intérieur des organes entre le liquide organisé et le liquide nutritif,
par plus d'intensité et la plus grande étendue de
mouvemens qu'elle produit.

« Lors de la fécondation, un long appendice tu-
« buleux, linéaire, sort de l'intérieur des grains de
« pollen, par l'un des angles que nous venons
« d'indiquer, et pénètre très profondément entre
« les cellules également alongées du stigmate.

« Ces sacs spermatiques tubuleux paraissent
« s'ouvrir au bout de quelque temps par leur
« sommet ; car on en trouve un certain nom-
« bre qui sont vides et transparens, et dont
« l'extrémité n'est plus renflée comme celle des
« sacs pleins de granules spermatiques, et de plus,
« on retrouve plus profondément dans le tissu du
« stigmate des masses alongées de granules placés
« dans les interstices des utricules et tellement sem-
« blables à celles qui remplissent l'extrémité des
« sacs spermatiques, que j'avais d'abord cru que
« ces sacs pénétraient beaucoup plus profondé-
« ment dans le tissu du stigmate qu'ils ne le font
« réellement.

« Je ne saurais donc douter que par suite, ou
« de la résorption des sacs abondans qui imprè-
« gnent le stigmate au moment de la fécondation,
« ou d'une action vitale propre, soit au tissu du

« stigmate, soit aux granules spermatiques, ces
« granules cheminent plus ou moins rapidement
« dans les interstices interutriculaires du stigmate
« jusqu'au style.

« Le fluide fécondant, ou plutôt les granules
« spermatiques, transportés dans les interstices du
« tissu conducteur jusqu'en face de l'ouverture des
« tégumens de l'ovule, sont absorbés par le mame-
« lon de l'amande et portés jusqu'au sac embryo-
« naire.

« Dans la cavité de la vésicule embryonaire, ou
« dans l'espace qui en tient lieu, un ou quelques
« uns des granules spermatiques s'unissent proba-
« blement à d'autres granules fournis par l'ovule,
« pour donner naissance au petit globule premier
« rudiment informe de l'embryon. » (*Mémoire sur
la génération et le développement de l'embryon
dans les végétaux phanérogames ;* par M. Adolphe
Brongniart. *Annales des sciences naturelles,*
tome xii.)

La matière fécondante est le plus vitalisé de tous
les liquides organisables. Il est probable, comme
on le verra par la suite, que les animalcules spermatiques ne sont autre chose que les molécules du
liquide amorphe mues par l'action de la vitalité (1).

_____

(1) « J'ai fait, cette année, de nouvelles observations sur
ce sujet, au moyen du microscope d'Amici, et ces observations me paraissent lever presque tous les doutes à l'égard du
mouvement des granules spermatiques. Au moyen d'un gros-

COMMENCEMENT DE LA VIE DE L'INDIVIDU. — Cette première combinaison des liquides reproducteurs dégage une plus grande quantité de vitalité relativement à la masse de l'individu que toutes les combinaisons subséquentes, et c'est par là que commence la concentration de la vitalité formant l'individualité. L'être est modifié par cette première combinaison et se développe selon le mode de conformation de son père et de sa mère, double ressemblance que prouve surtout l'existence des mulets.

CONTINUATION DES ESPÈCES. — L'embryon est une continuation de l'être ou des êtres desquels il provient, il est formé des mêmes combinaisons, a les mêmes affinités, et c'est la perpétuité successible de ces combinaisons et de ces affinités qui continue l'existence des espèces. Les espèces tendent toujours à revenir à leur type primitif; lorsqu'elles en ont été éloignées par des circonstances

---

sissement de 630, et le plus souvent même de 1,050 en diamètre, on peut très bien apprécier la forme et la grosseur de ces granules, ainsi que nous le dirons plus loin : ce même grossissement permet de reconnaître, dans les granules spermatiques de plusieurs plantes, des mouvemens très appréciables et qu'il paraît impossible d'attribuer à aucune cause extérieure : je les ai particulièrement observés dans les granules du pollen du potiron (*pepo macrocarpus*) et dans celui de plusieurs espèces de malvacées.» (*Mémoire sur la génération*, etc.; par M. Adolphe Brongniart.)

extérieures, elles y reviennent si ces circonstances cessent.

Plus les êtres sont simples, plus ils sont sous la dépendance des agens physiques.

DIFFÉRENCES QUE PRÉSENTENT LES ÊTRES DANS LEUR DÉVELOPPEMENT. — Pendant la durée de l'existence des êtres, la matière organisable qui les constitue offre des états d'autant plus stationnaires dans les formes qu'ils présentent, qu'ils sont plus éloignés de l'homme, et les différences qu'éprouve la matière organisable dans les formes des êtres depuis le moment de leur reproduction jusqu'à leur développement complet, sont en raison directe de leur élévation dans l'échelle.

Les phases que la vitalité fait parcourir à la matière organisable s'accomplissent et se succèdent avec d'autant plus de lenteur, que les êtres contiennent moins de vitalité par rapport à leur masse. Plus l'être est compliqué, plus sont distans les rapports organiques de son embryon, tant pour l'intervalle de temps qui sépare la formation de chaque organe que pour sa position topographique relative.

PHASES PAR LESQUELLES PASSE L'EMBRYON HUMAIN. — Aucun âge n'est un état stationnaire pour l'organisation. L'homme ne commence point par être un petit homoncule contenant en raccourci tous les organes de l'être développé, mais il commence par être une pulpe amorphe, dans laquelle se dé-

veloppent les organes, non du centre à la circonférence, mais de la circonférence au centre (1).

La pulpe amorphe par laquelle l'homme commence, développe l'être humain, de même que
chez les animaux à sang froid se développent de
nouveau des membres enlevés; le premier se développe par l'unité de l'espèce, et les derniers
par l'unité individuelle. Par la combinaison du liquide de l'ovule avec le liquide fécondant commence l'individualité et s'établissent des courans
par l'effet des affinités. Les principes en affinité se
combinent en trame, tissu cellulaire, sur le passage des courans, système vasculaire. Ainsi le premier de tous les tissus, le tissu cellulaire forme le

(1) Cette expression n'est exacte que sous le rapport des
agrégations par lesquelles se développent les êtres composés.
Chaque partie simple, comme le sont les êtres inférieurs, a
aussi un développement du centre à la circonférence : ainsi
se forment les différentes couches ligneuses dans les arbres
dicotylédons ; ainsi s'effectue l'alongement des tiges et des
racines. Dans l'os ou dans le muscle d'un vertébré, aussi
bien que dans le polype, les molécules, dans le mouvement
de la nutrition, sont remplacées par des molécules plus
nombreuses tant que dure la période d'accroissement; et
l'organe, ainsi que l'être entier, ont une extension qui va
du centre à la circonférence. Les deux modes de développement sont donc réunis dans le règne organique, et lorsque
nous parlerons du développement de la circonférence au
centre, cela ne devra s'entendre que des agrégations des êtres
supérieurs.

premier de tous les systèmes, le système vasculaire (1).

Mais voici déjà deux degrés de l'échelle organique

(1) « Il est (disent MM. Delpech et Coste) très digne de
« remarque également, que, dans les premiers momens de
« ces fonctions rudimentaires où des grossissemens ordi-
« naires peuvent faire voir les globules et leurs mouvemens,
« on ne peut distinguer aucune trace de vaisseaux. Il est plus
« clair que le jour, que les globules pénètrent par imbibi-
« tion dans les cellules de la pseudo-membrane, et qu'ils
« cheminent de cellule en cellule pour obéir aux forces qui
« les font mouvoir, jusqu'à ce qu'ils soient agglomérés en
« masses plus ou moins volumineuses : en cet état, les uns,
« destinés à former des organes solides, la moelle épinière,
« les vertèbres, etc., se condensent, s'unissent et se fixent ;
« les autres, destinés à former des courans, se meuvent dans
« des directions à peu près déterminées, suivant des lois que
« nous indiquerons ; mais on ne voit rien d'avance dans le
« chemin qu'ils vont tracer ; on n'y distingue qu'après coup,
« et même long-temps après, de véritables parois de vais-
. seaux. Les courans de globules, c'est-à-dire le sang blanc,
« chemine donc sans vaisseaux ! La chose est certainement
« bien incontestable dans le rudiment de la peau, dans le
« champ translucide, dans le cœur, dans le tapis (*orea vas-*
« *culosa*). Il y a plus même ; non seulement les courans du
« sang blanc se frayent des chemins non tracés dans l'épais-
« seur de la trame muciforme de la peau et dans la cellulosité
« pseudo-membraneuse du tapis (*orea vasculosa*) ; mais en-
« core on peut observer la formation consécutive des vais-
« seaux, on peut voir la condensation et la fixation progres-
« sive d'une partie des globules roulant avec le courant ; on
« peut voir ces globules s'arranger, constituer des parois
« incomplètes, découpées en dentelle, formant des compar-

où se trouvent les êtres qui se reproduisent par division et non par fécondation ; un certain nombre

« timens admirables par la pression que le courant exerce
« sur eux, et cette intéressante construction se poursuivre
« pendant la durée de l'observation. Il ne faut donc pas
« chercher, du moins alors, dans les vaisseaux ou le cœur,
« la raison des mouvemens du sang : ces organes n'existent
« pas encore et le sang se meut; il trace lui-même, suivant
« des lois invariables, la distribution des vaisseaux qui le
« transporteront plus tard. Il est impossible de ne pas em-
« porter cette conviction profonde de quelques observations
« attentives faites à l'époque dont nous parlons. Nous avions
« senti toute l'importance de ce point dans l'histoire de l'é-
« volution, nous avons multiplié nos recherches, et nous
« pouvons assurer qu'elles ne nous ont pas laissé le moindre
« doute.» (*Recherches sur la formation des embryons des oiseaux.*)

« Dans l'œuf du poulet, après vingt-une heures d'incu-
« bation, entre les deux feuillets de l'aire transparente, et
« intérieurement au cercle qui la circonscrit, il s'est déve-
« loppé une lame de tissu spongieux qui, plus épaisse exté-
« rieurement, finit par se perdre en s'avançant vers la partie
« où s'est formé le fœtus ; c'est dans cette membrane que
« l'on voit paraître les premiers globules sanguins ; c'est là
« que commencent à se développer les vaisseaux où ils se
« rassembleront.» (*Mémoire sur le développement du poulet
dans l'œuf; par MM. Prevost et Dumas. — Annales des
sciences naturelles.*)

« Long-temps avant qu'il ne paraisse un globule de sang
« rouge, il se fait une circulation fort active, dont le mou-
« vement et la direction peuvent être aisément constatés. Le
« phénomène le plus apparent en est dans les battemens du
« cœur..........

de ces êtres s'arrête au premier degré, ce premier degré ne serait lui-même que le second, si la pulpe

« Le cœur n'était d'abord qu'un vaisseau, qu'une plicature
« membraneuse transversale, arquée inférieurement, em-
« pruntée, avec une colonne de son liquide, au rudiment du
« vaisseau circulaire, existant alors sous la forme de ligne
« elliptique extérieure..........

« Le vaisseau ascendant, fusiforme, que l'on voit naître et
« s'élever du point central et convexe du vaisseau cintré, en
« se dirigeant vers la tête, est d'abord droit et répond alors
« précisément à l'axe du corps.... il s'élève visiblement jus-
« qu'à la hauteur de la tête, sous la masse formée par le
« cerveau......... A la hauteur de la tête, le vaisseau se re-
« courbe sous le cerveau, pour se placer devant la colonne
« vertébrale et la parcourir de haut en bas......... Cette in-
« flexion semble fixer le vaisseau au point où il la subit :
« cependant, il acquiert rapidement une grande longueur,
« entre cette même inflexion et le point de sa naissance, sur
« le vaisseau cintré ; l'excédant de sa longueur lui donne
« une incurvation qui le déjette à droite......... La paroi
« droite du vaisseau forme donc une saillie du côté droit de
« l'embryon ; on ne voit se projeter ainsi, de côté, les deux
« parois et le vaisseau entier que plus tard ; il forme une
« anse plus ou moins régulière, et le plus souvent deux ou
« trois plis angulaires......... Cependant, l'alongement du
« vaisseau s'accroît au delà de toute proportion avec la place
« qu'il doit occuper : alors, comme pour tenir dans ce petit
« espace, et sans doute pour de meilleures raisons, il s'en-
« roule sur lui-même et forme une boucle entière, toujours
« dans la même direction : il se porte d'abord en devant, puis
« en haut, ensuite en arrière, en bas, et de nouveau en de-
« vant, plaçant son second contour à la gauche du premier,
« mais en contact l'un avec l'autre. Non seulement ces deux

amorphe pouvait vivre dans son état de simplicité,
alors elle n'aurait d'autre mode de reproduction

« contours se touchent sans nuire à la circulation du sang
« qui en parcourt la cavité; mais encore ils s'unissent inti-
« mement...... ... Cet enroulement du vaisseau droit est une
« des préparations par lesquelles la nature parvient à la for-
« mation du cœur.

« On peut désormais concevoir les moyens que la nature
« emploie pour la formation d'un cœur à quatre cavités......
« La boucle circulaire à contours verticaux, qui se forme la
« première, place à côté l'un de l'autre deux tractus du
« vaisseau, lesquels, pour former deux oreillettes, n'ont
« besoin que d'une cloison verticale qui les intercepte dans
« le point de l'inflexion postérieure; c'est ce qui arrive, en
« effet..........

« Quant aux ventricules, ils sont préparés par l'angle que
« le vaisseau présente en avant de la double boucle............
« Les deux branches dans lesquelles se divise le vaisseau
« unique, immédiatement après avoir formé les deux bou-
« cles, sont séparées à leur origine par un éperon dont la
« saillie correspond au dernier contour du vaisseau replié sur
« lui-même. Cet éperon se prolonge dans l'intérieur du vais-
« seau, jusqu'à ce qu'il soit arrêté, par la paroi qui lui est
« opposée, dans le sinus du dernier angle. Pendant que ce
« phénomène s'accomplit, les deux parois accolées du vais-
« seau replié se relèvent, effacent leur inflexion, et fortifient
« d'autant les parois du ventricule qu'elles forment ainsi......
« Un pincement nouveau s'annonce au dehors, au point où
« doit correspondre l'ouverture auriculo-ventriculaire gau-
« che; il annonce la formation de cette partie de l'instru-
« ment......... Le premier contour vertical du vaisseau
« dans ce que nous appelons la boucle, et qui forme l'oreil-
« lette droite, se trouve incessamment accolé au dernier

5

que la continuation de sa nutrition; mais la première condition de sa vie est qu'elle soit séparée
avec des parties contenantes. La pulpe amorphe
est le point de départ de tous les phénomènes
physiologiques, et c'est par elle que tous se produisent; c'est elle qui vit, elle se trouve placée
entre la composition et la décomposition. Les organes sont constitués par la déposition des matériaux de sécrétion qui sortent du liquide, forment

« contour de ce même vaisseau, dans l'angle par lequel il
« prépare la formation des ventricules : ce dernier contour
« est destiné à la formation du ventricule droit; et, de cette
« manière, les contours qui doivent former, qui forment
« déjà l'oreillette droite et le ventricule du même côté, se
« trouvent en contact par leurs reliefs extérieurs. Bientôt ces
« deux parties s'unissent......... Alors les cavités de l'oreil-
« lette et du ventricule communiquent et peuvent se prêter
« à la circulation, et les cloisons inter-auriculaires et inter-
« ventriculaires peuvent s'achever sans nuire au mouve-
« ment......... La cloison inter-ventriculaire ne s'achève
« que lorsque l'ouverture auriculo-ventriculaire droite est
« faite. De cette manière, la circulation change de rhythme,
« sans avoir éprouvé la moindre interruption.» (*Recherches
sur la formation des embryons des oiseaux*; par MM. Delpech et Coste.)

Ces faits, que nous ne citons qu'incomplétement, nous
fournissent, par la formation du cœur, un exemple du phénomène de contraction additionnelle, et viennent à l'appui
de ce que nous avons dit sur la manière dont se composent
les êtres élevés. On doit trouver la répétition de ces faits, en
observant le système circulatoire dans les différens degrés de
l'échelle.

les agrégations solides, et se liquéfient de nouveau.

MODE DE FORMATION DES ÊTRES VIVANS ET DE LEURS ORGANES. — Ce sont ces sécrétions concrétées qui font la forme et la densité des organes et, par suite, celles des êtres organisés. Les sécrétions varient selon les liquides organisables. « Tous « les organes se ressemblent par leur parenchyme, « ou du moins ils ont la plus grande analogie. S'il « était possible d'ôter dans tous la matière nutri- « tive, en laissant ce parenchyme intact, on ne « verrait entre eux que des variétés de forme, de « volume, d'entrecroisement des lames cellu- « leuses, des branches vasculaires ou nerveuses, « mais non des variétés de nature et de composi- « tion. » (BICHAT, *Anatomie générale*.)

Le liquide organisable ou ayant la propriété de former les organes, est lui-même organique ; il n'existe pas à l'état de simplicité , mais toujours de composition plus ou moins compliquée ; il contient des globules, première manifestation organique ; la forme arrondie du globule organique diffère de la forme anguleuse de la molécule cristalline ; c'est à la différence des liquides organisables, transmissible par la reproduction , que sont dus les degrés de l'échelle organique.

« Afin d'observer la tendance des particules du « sang, dans leur état parfait et entier, à se réunir , « on doit placer une petite quantité de sang entre « deux morceaux de verre. De cette manière l'at- « traction exercée par un des morceaux de verre,

« contrarie celle de l'autre, et l'action mutuelle
« des particules les unes sur les autres n'est point
« empêchée, comme cela arrive nécessairement
« lorsqu'on emploie seulement une plaque de
« verre.

« Lorsqu'on examine de cette manière le sang
« humain ou de quelque animal ayant des parti-
« cules circulaires, on observe d'abord une agita-
« tion considérable parmi les particules ; mais
« lorsqu'elle cesse, elles s'attachent les unes aux
« autres par leur surface la plus large et forment
« des piles ou rouleaux qui sont quelquefois d'une
« longueur considérable ; ces rouleaux se combi-
« nent même quelquefois de nouveau, et le bout
« de l'un s'attachant aux côtés de l'autre, il se pro-
« duit des ramifications très curieuses.....

« Cette tendance à se grouper ne doit peut-être
« pas être entièrement attribuée à *l'attraction ordi-*
« *naire* qui existe entre les particules de la matière,
« mais *dépend probablement plus ou moins de la*
« *vie,* puisque nous avons non seulement observé
« que l'énergie d'agrégation est différente dans le
« sang d'animaux différens, mais que dans le sang
« des mêmes individus elle devient d'autant plus
« faible *qu'il y a plus de temps* que le sang a été
« extrait du corps. » (*Notice sur quelques obser-*
vations microscopiques sur le sang et le tissu des
animaux ; par le docteur Hodgkin et Lyster ;
Annales des Sciences naturelles.)

La formation des organes des êtres, et des êtres

entiers, se fait par sécrétion. Chez les êtres simples, il se sécrète des bourgeons sans préexistence d'appareil générateur ; chez les êtres plus élevés, une fois l'appareil générateur développé, cet appareil sécrète la pulpe vivante de l'être qui le porte, pour former un être nouveau.

CHAPITRE V.

DE L'ACTION ET DE L'INACTION DES ÊTRES ORGANISÉS.

ÉTAT D'INERTIE DANS LEQUEL PEUVENT RESTER LES ÊTRES ORGANISÉS. — La manifestation des phénomènes vivans n'a lieu que lorsqu'existe le liquide organisable. Toutefois un être peut long-temps exister à l'état d'inertie et conserver le pouvoir de développer les phénomènes vivans, lorsque certaines conditions de calorique, d'électricité et d'humidité lui seront données, conditions purement physiques ; son état d'inertie sera le plus ordinairement un état de dessiccation, mais les conditions physiques lui rendront la liquidité, avant que la vitalité entre en action. L'eau est le véhicule nécessaire à tout mouvement nutritif.

TRANSITION DE L'ÉTAT D'INERTIE OU DE VITALITÉ LATENTE A L'ÉTAT DE VITALITÉ ACTIVE. — La transi-

tion d'un corps organisé de l'état de vitalité latente
à l'état de vitalité active, se fait toutes les fois que les
conditions physiques de calorique, d'électricité et
d'humidité lui sont rendues ; le calorique et l'humidité sont les deux conditions premières également
nécessaires. Lorsqu'une graine ou une mousse desséchée sont exposées à un certain degré de température, l'humidité les pénètre à mesure que le calorique dilate toutes leurs parties ; plusieurs de
leurs matériaux passent de l'état solide à l'état de
liquide organisable, état liquide qui augmente les
affinités chimiques et vitales. La vitalité en plus qui
était latente par l'effet de la solidification, devient
active par l'effet de la liquéfaction ; cette vitalité en
plus produit une puissance supérieure d'attraction
de l'être organisé sur les élémens organisables qui
l'environnent. C'est ainsi que commence la manifestation de la vie, dans la graine, dans l'œuf, dans
les plantes et certains animaux desséchés. Ce même
phénomène a lieu encore, mais d'une manière moins
marquée, après l'hiver, dans les plantes et chez les
animaux hibernans, mais il est nécessaire que les
conditions leur soient rendues par degrés.

Accélération du mouvement moléculaire dans
les corps vivans. — Par l'effet de tout mouvement
moléculaire, il se dégage dans les corps vivans de la
vitalité, comme il se dégage dans tous les corps de
l'électricité et du calorique. Tout ce qui facilite ou
active le mouvement moléculaire dans un corps vivant, occasionne la soustraction de la vitalité et

active la nutrition. Ainsi d'après les expériences de M. Edwards, « l'asphyxie des grenouilles,
dans l'eau, est d'autant plus prompte que la température est plus élevée. » Parce que l'activité de
leur nutrition est en raison de cette élévation (1).

CALORIFICATION DES ÊTRES VIVANS.—Nous avons
dit que la vitalité développait des phénomènes de
calorique et d'électricité. Avant de décrire l'impres-

_____

(1) Il y a ici quatre termes dont les rapports sont nécessaires. Ces quatre termes sont : 1° l'élévation de température ;
2° l'asphyxie ; 3° la circulation ; 4° la nutrition. Le rapport des
deux premiers étant connu, on peut connaître le rapport que
les deux autres termes ont entre eux et avec les deux premiers. Ainsi, la rapidité de l'asphyxie étant en raison de
l'élévation de la température, il est évident que la rapidité
de la circulation sera également en raison de l'élévation de
cette même température, puisque l'asphyxie ne peut avoir
lieu qu'après que la circulation a porté un sang non oxigéné
dans les organes. Donc, plus l'asphyxie sera rapide, plus la
circulation aura été accélérée ; donc, puisque l'asphyxie est
d'autant plus prompte que la température est plus élevée, la
circulation est d'autant plus rapide que l'asphyxie est plus
prompte. Reste à connaître le rapport du dernier terme avec
le premier ; mais cela devient très facile, actuellement que
le rapport existant entre le second et le troisième est connu ;
car la circulation et la nutrition sont deux mouvemens si-
multanés et dans un rapport réciproque ; par conséquent la
nutrition sera d'autant plus rapide, que la circulation sera
plus active ; par conséquent, en dernier résultat, nous devons
conclure que la nutrition sera d'autant plus active que la
température sera plus élevée.

sion, nous devons parler ici de ces deux premiers effets de la vitalité active.

La calorification des êtres organisés vient de leur nutrition, elle est produite par la transformation des gaz en liquides, et des liquides en solides; elle est d'autant plus grande que la substance transformée contient plus de calorique, et que la transformation est plus rapide : les matériaux de la décomposition que les excrétions rejettent à l'extérieur, sont à un état de plus grande condensation que lorsqu'ils étaient entrés dans les compositions.

ÉLECTRIFICATION. — Nous nous servirons du terme électrification pour désigner le dégagement d'électricité produit par le mouvement de la vie. L'électricité produite par le mouvement de nutrition, ne doit pas être confondue avec l'électricité produite immédiatement par une action mécanique sur les corps organisés. Pour nous, le terme électrisation exprimera l'électricité développée par l'action inorganique, et le terme électrification signifiera l'électricité développée par le mouvement nutritif.

L'électrification est en raison directe de la rapidité de la nutrition. L'électrification étant d'autant plus grande que la nutrition est plus rapide, lorsque l'électrification sera plus appréciable, elle indiquera elle-même une plus grande rapidité dans la nutrition. Nous verrons par la suite, que dans le système nerveux doit exister une nutrition très rapide, par conséquent dans ce système doit avoir

lieu un très grand dégagement d'électricité ; ce dégagement d'électricité paraît être démontré par des
expériences directes. « Je suis allé (dit M. Folchi)
« à l'abattoir public avec le professeur Carlocci ,
« M. Biccioli, et M. Luswargh, mécanicien de l'uni-
« versité ; nous avons fixé l'aiguille dans la direction
« du méridien magnétique , et sa pointe au zéro de
« l'échelle , l'aiguille étant parfaitement immobile;
« nous avons fait couper la tête à un grand veau ,
« en portant le couteau entre l'occiput et l'atlas.
« La tête ayant été posée aussitôt sur la table , il
« se produisait de fortes convulsions des muscles
« des yeux et des mâchoires. Alors une extrémité
« du fil d'argent du galvanomètre, munie d'une pe-
« tite lame aiguë , également d'argent , a été appli-
« quée d'abord sur la substance blanche de la
« moelle épinière, tandis que l'extrémité de l'autre
« fil de l'instrument , également garnie, a été insé-
« rée dans le centre ou dans la partie cendrée de
« la moelle : au moment de l'application , l'aiguille
« qui était immobile à zéro s'en est éloignée de 6
« degrés vers l'ouest, et elle est restée là. En ôtant
« le fil de la moelle , l'aiguille est remontée à zéro.
« Les fils ayant été replacés, l'aiguille a eu la même
« déviation. Enfin l'expérience a été renouvelée
« quatre fois à un court intervalle, et l'aiguille s'est
« toujours tournée à l'ouest, avec cette différence
« que dans la dernière expérience l'aiguille a mar-
« qué 5 degrés au lieu de 6. Le mouvement de
« l'aiguille à droite nous a fait connaître que l'élec-

« tricité positive venait du fil conducteur qui tou-
« chait à l'extérieur de la substance médullaire.

*(Lettre communiquée à l'Académie de Médecine
par* M. Esquirol.)

CHAPITRE VI.

ACTION DES AGENS SUR LES ÊTRÉS VIVANS, OU DE L'IMPRESSION.

DÉFINITION DE L'IMPRESSION. — On peut se servir du terme impression, pour signifier un effet
général de toute action sur un être vivant ou dans
l'intérieur de ses organes.

Dès que le mouvement vital est commencé,
commence l'action des impressions.

CAUSES DE L'IMPRESSION. — Toute impression est
produite par la modification, ou de la température,
ou de l'électricité, ou de quelque autre qualité
physique des corps qui agissent sur les êtres vivans ; ou par une action chimique agissant sur les
tissus en les décomposant ; ou par une action mécanique ; ou enfin par une attraction vitale.

L'analyse de toutes ces impressions montre l'influence des agens extérieurs dans les phénomènes
vivans.

IMPRESSION DU FROID. — L'abaissement de la

température extérieure des êtres vivans, nécessite
que leur nutrition dégage une plus grande quantité de calorique ; le mouvement de combinaison
doit donc être activé, puisque c'est par la combinaison (ainsi que nous allons le voir) que le dégagement du calorique est produit. M. Edwards a
démontré, par des expériences directes, que « les
« oiseaux consomment dans un temps donné un
« plus grand volume d'air dans l'hiver que dans
« l'été et dégagent une plus grande quantité de
« calorique. »

Mais, si l'abaissement de température est trop
considérable, la composition ne peut plus fournir
à la décomposition, les fonctions se ralentissent.
La perte du calorique est une de celles qui exige le
plus d'activité dans la nutrition, pour être réparée ;
c'est en raison directe de cette activité, que les
êtres vivans ont la faculté de le dégager.

A mesure que les fonctions se ralentissent, le
froid produit un effet inverse du premier ; il produit l'hibernation chez un grand nombre d'animaux. Chez tous les êtres où la vitalité n'est pas
assez concentrée pour que l'impression instantanée
du froid active la nutrition, cette fonction est ralentie par cette impression, la faculté de produire de la
chaleur diminue, et cet effet se prolonge au delà du
temps du refroidissement (1) ; lorsque ces êtres sont

(1) Les végétaux se trouvent tous dans ces conditions dernières.

exposés à l'action prolongée du froid, d'après les
calculs de M. Edwards, « les effets de chaque par-
« tie du temps, s'ajoutent à ceux des parties
« qui le suivent, » jusqu'à ce que l'équilibre soit
détruit. J'ai produit l'asphyxie sur des cochons
d'Inde, en les tenant pendant une heure environ
entourés de glace, de manière que les mouvemens
de leur respiration ne fussent point empêchés par
la compression extérieure.

IMPRESSION DE L'ÉLECTRICITÉ ET DE LA LUMIÈRE.
— L'électricité et la lumière en activant ou en diminuant les phénomènes de composition, selon
qu'elles sont en plus ou en moins, activent ou diminuent le dégagement de la vitalité (1). « L'action
« de la lumière, dit M. Edwards, tend à développer
« les différentes parties du corps dans cette juste
« proportion qui constitue le type de l'espèce. »

IMPRESSION DES AGENS CHIMIQUES ET MÉCANIQUES.
— Toute action chimique, par là même qu'elle
décompose un tissu, en soustrait la vitalité.

Toute action mécanique, soit en les comprimant,
soit en les distendant, produit un mouvement dans
les tissus, et tout mouvement dans les corps accélère leur décomposition (cela est également vrai
en physique et en chimie); de là encore une soustraction de la vitalité.

IMPRESSION PAR ATTRACTION VITALE. — Enfin

(1) Si la saveur était un effet électrique, puisque le courant électrique la produit, n'en serait-il pas ainsi de l'odeur?

l'impression peut être produite par l'effet de l'attraction vitale ; ainsi il y a impression lorsque le pollen
sur le stigmate exerce une attraction sur l'ovule.

Lois des impressions. — Nous déduirons de ce qui
précède, deux lois de la vitalité qui sont relatives
1° à l'impression produite par l'affinité vitale ; 2° à
l'impression produite par le défaut d'attraction
vitale (1). Telle est la formule de ces deux lois.

Toutes les fois que l'attraction s'exerce entre des
élémens différens, par exemple entre l'ovule et la
matière fécondante, ou qu'elle est affinité vitale,
alors elle produit une impression.

Toutes les fois que dans un corps vivant il n'y
a pas, entre deux molécules en contact, action d'attraction par identité élémentaire, il y a action
d'impression.

Pour que la soustraction de la vitalité ait lieu,
il faut qu'une certaine quantité de substance vivante
soit décomposée et cède sa vitalité en plus ; mais
cette substance décomposée est portée dans les
excrétions, la matière vivante a donc perdu une
partie qui l'avait constituée ; mais quand il y a eu
ainsi soustraction de vitalité, les molécules qui
restent vivantes exécutent le mouvement de la
nutrition avec d'autant plus de facilité et de
promptitude que chacune d'elles est moins saturée
dans ses affinités (ainsi l'homme et les animaux

(1) Cette impression sera définie plus tard d'une manière
plus détaillée, et il en sera donné de nombreux exemples.

après avoir éprouvé des maladies, après qu'ils se sont livrés à des exercices pénibles, etc., etc., ont besoin de réparer leurs pertes par une abondante nourriture, leur affinité est augmentée relativement aux substances extérieures); nous pouvons donc formuler la loi suivante :

Toute impression soustrait la vitalité, et lorsque l'impression n'est pas trop intense elle active les fonctions.

A côté de cette loi nous en placerons une autre qui s'y rapporte et qui sera démontrée par la suite.

Toutes les fois qu'une impression est trop intense, cette impression soustrait la vitalité avec plus de rapidité que les fonctions de nutrition ne peuvent s'effectuer, et selon que la vitalité en plus est soustraite plus ou moins entièrement, l'impression est suivie de l'inaction plus ou moins complète.

SÉCRÉTIONS ADDITIVES. — Toute impression modifie l'organe ou l'être sur lequel elle agit : cette modification qui constitue l'organe en raison de l'agent impressionnant, fait que l'action d'un même agent, dans une impression nouvelle, sera moins forte ; donc toute impression produite par un agent nouveau (proportion gardée en intensité), agira davantage que la même impression répétée de la même manière.

Le liquide organisable est souvent modifié dans sa composition et ses propriétés ; ces modifications sont dues aux circonstances extérieures : ainsi les racines diffèrent des tiges, parce que les circonstances extérieures qui les environnent sont différentes ; ces modifications font que certaines combinaisons varient en plus ou en moins, encore selon les circonstances extérieures, et beaucoup de liquides produits par le liquide organisable d'un être, sembleront très différens du liquide producteur, qui lui-même présentera des changemens selon les temps où on l'examinera. C'est par la séparation des différens liquides produits que se forment les organes, et les organes formés diffèrent entre eux par leurs propriétés physiques et par leurs attractions ; le liquide organisable en les parcourant n'exerce que ses affinités le plus en rapport avec les attractions de ces organes, et c'est aux liquides produits par les modifications que le liquide organisable subit dans ses organes, qu'on a donné le nom de sécrétions. « L'opinion (disent « MM. Richerand et Bérard) qui fait dépendre la « nature des glandes, de l'arrangement particulier « des nerfs et des vaisseaux, des proportions dif- « férentes de ces parties constituantes dans la com- « position de chacune d'elles, paraît la plus pro- « bable. » (*Nouveaux élémens de physiologie.*) Ainsi les sécrétions sont produites par le liquide organisable et par les organes, lesquels organes ont eux-mêmes été produits par le liquide organisable : cela est vrai pour toute l'échelle organique. « Pendant que les fluides se meuvent dans le tissu

« des glandes (dit M. Broussais), il s'y opère,
« outre la nutrition, des changemens dans la forme
« des fluides qui ne sont pas employés à cette
« fonction, tels que chaque glande fournit le sien
« avec des caractères particuliers, ces changemens
« appartiennent à la chimie vivante. » (XXIV, *Proposition de médecine.*)

Beaucoup de sécrétions sont récrémentitielles
(la salive, le suc pancréatique, etc., etc.); après
avoir été séparées par certains organes, elles se
trouvent en affinité avec d'autres organes et se
combinent avec eux.

Parmi les produits de la composition organique,
il en existe qui mis en rapport avec la plupart des
êtres, autres que ceux qui les ont formés, n'ont d'affinité pour aucuns de leurs organes : tels sont l'opium, l'acide prussique, le venin de la vipère, etc.

SÉCRÉTIONS SOUSTRACTIVES. — Beaucoup d'organes sont modifiés par l'action des agens extérieurs; ainsi l'impression de l'air sur la peau produit l'épaississement de l'épiderme, ainsi l'action
du froid active la sécrétion des bulles des poils;
ces sécrétions portées à l'extérieur sont séparées
plus tard de l'être vivant.

ACTION DES INFLUENCES EXTÉRIEURES. — La nutrition et les fonctions organiques sont soumises à
l'action des impressions extérieures; toutes les fois
que ces impressions cessent ou se ralentissent, il
y a cessation ou ralentissement des fonctions.

CAUSES DE L'INTERMITTENCE ORGANIQUE. — La

succession des nuits et des jours, et celle des saisons, sont la principale cause de ces phénomènes d'intermittence que présente la vie des êtres organisés. Toute action organique est intermittente ; l'intermittence est d'autant plus marquée qu'on considère les phénomènes vivans plus éloignés du mouvement moléculaire de la nutrition, et plus rapprochés des actions extérieures. Tous les soirs l'action de la lumière cessant d'impressionner les êtres vivans, un grand nombre de leurs fonctions se ralentissent, plusieurs même se suspendent.

DÉFINITION DU SOMMEIL. — Cet état dans lequel les mouvemens nutritifs chez les végétaux et les mouvemens locomoteurs chez les animaux, sont plus ou moins complétement suspendus, a reçu le nom de sommeil. Pendant le sommeil, les êtres vivans se rapprochent d'autant plus de l'état de vitalité latente qu'ils sont plus simples. Chez les animaux, la nutrition étant continuée pendant le sommeil lorsqu'un grand nombre de leurs fonctions sont suspendues, il se dégage de la vitalité en plus dans les organes.

ALTÉRATION DES ÊTRES VIVANS. — Dans les êtres vivans, tant qu'ils croissent il se concentre plus de vitalité qu'il ne s'en dégage ; mais il s'en dégage plus qu'il ne s'en concentre à mesure qu'ils dépérissent, vieillissent, ou s'altèrent.

EXCRÉTIONS DE DÉCOMPOSITION. — Les matériaux qui ont servi à la vie d'un être, qui ne sont plus en rapport avec ses affinités, forment les excré-

6

tions non récrémentitielles, ils cessent d'adhérer
aux molécules pour lesquelles ils avaient de l'affinité, se trouvent en liberté, et suivent le torrent
de la circulation, jusqu'à ce qu'ils passent par un
organe qui a un rapport extérieur, et dont les
affinités soient tout à fait nulles pour eux; en re-
passant à l'état gazeux, ils reprennent leur vitalité
première.

Chaque molécule organique en se décomposant
et en se recomposant, cesse et de vivre et d'ac-
complir les fonctions de la vie, en même temps
qu'elle recommence la vie et l'accomplissement de
ses fonctions; elle abandonne ses molécules constituantes en se combinant avec des molécules
nouvelles. Les cadavres peuvent eux-mêmes être
considérés comme des excrétions du liquide organisable; ainsi l'enveloppe de la larve de la chenille
peut être considérée comme un cadavre, dont la
mort a été un effet de sa séparation de l'être vivant qu'elle contenait; elle ne vit plus après cette
séparation, tandis que la plupart des autres êtres
continuent encore à vivre, plus ou moins, après la
séparation du liquide vivant ou de l'être nouveau
qui les reproduit.

DÉFINITION DE LA MORT. — La mort serait donc
une excrétion de décomposition, différant de cette
sorte d'excrétions par la plus grande quantité des
matériaux excrétés.

Toutefois, les matériaux des cadavres, tant qu'ils
ne sont pas rentrés dans l'ordre inorganique, con-

tiennent une quantité de vitalité en plus qui produit encore des phénomènes particuliers ; c'est
ainsi que M. Dutrochet a observé les phénomènes
d'endosmose et d'exosmose sur des membranes
organiques.

LIVRE DEUXIÈME.

DES VÉGÉTAUX.

CHAPITRE PREMIER.

VÉGÉTAUX ACOTYLÉDONÉS.

Utilité d'aller du plus simple au plus composé. — Après les considérations les plus générales sur le règne organique, le moyen le plus abrégé pour parvenir aux phénomènes complexes que présente l'action de la vitalité, est de s'élever dans l'échelle en ajoutant toujours aux phénomènes premiers, et en considérant les rapports de la vitalité et des corps organisés avec les autres corps et les autres lois de la nature. « Pour assigner les « limites des propriétés vitales, il faut les suivre « depuis les corps organisés qui ne sont presque « qu'ébauchés, jusqu'à ceux qui sont les plus par- « faits. » (Bichat, *Anatomie générale.*)

De la globuline.

L'état le plus simple de la vie se trouve dans le règne végétal ; les premiers caractères botaniques sont négatifs, les acotylédonées.

Dans cette première division organique se présente d'abord l'être rudimentaire, le globule organique, qui se développe isolément ou s'agrège de plus en plus pour former les êtres composés ; il constitue les liquides reproducteurs et manifeste tous les phénomènes vivans, en raison de la vitalité qu'il concentre.

DÉVELOPPEMENT DE LA GLOBULINE. — La manière dont se développe le simple globule organique fait connaître la loi de reproduction de tous les êtres vivans. Chaque grain de globuline est une petite vésicule dans laquelle se forment plus tard d'autres petits granules, qui s'accroissent successivement et finissent par rompre la vésicule qui les renfermait ; alors, chacun d'eux devient à son tour une petite vésicule dans laquelle se développent de nouveaux granules, qui présentent les mêmes phénomènes. Ainsi, dans les animaux, nous verrons se développer les liquides reproducteurs, dont l'impression fera contracter l'organisme qui les contient jusqu'à ce qu'ils soient séparés. Et nous verrons, même chez les mammifères, l'être produit commencer par un globule (1).

(1) « Nous aurons, dit M. Raspail, plus d'une fois l'occa-

« La globuline végétale se compose d'une mul-
« titude de petits végétaux réduits à leur plus sim-
« ple expression. Ceux-ci sont univésiculaires, gé-
« néralement globuleux, de couleurs diverses selon
« les espèces et souvent dans la même espèce ; ils
« se reproduisent par mère, et enfin ils constituent
« le premier degré visible de l'échelle organique
« des végétaux.

« Lorsqu'on observe au microscope les espèces
« de lepra, etc., on voit que le globule, au lieu de se
« développer solitairement, est toujours précédé
« par un thalle fibreux, légèrement aplati ou co-
« ralloïde, dont il émane directement.

« De ce second degré de l'organisation végétale
« (ou globuline enchaînée), nous allons passer à
« un troisième : celui duquel résulte la formation
« du tissu primitif des végétaux, que l'on a nommé
« tissu cellulaire. » (*Observations sur quelques
végétaux microscopiques*, par TURPIN. *Mémoires
du Muséum d'histoire naturelle.*)

CONDITIONS NÉCESSAIRES DE L'EXISTENCE DE LA
GLOBULINE. — La globuline vit partout où se ren-
contrent les conditions d'humidité, d'air, d'électri-

« sion d'établir que le type de l'être organisé peut se réduire,
« dans sa plus simple expression, à une vésicule imperforée
« douée de la propriété d'élaborer, au profit de son dévelop-
« pement indéfini, les substances gazeuses et liquides qu'elle
« attire dans son sein par aspiration, et de rejeter, par expi-
« ration, ceux des élémens décomposés qui ne peuvent servir
« à l'assimilation. » (*Nouveau système de chimie organique.*)

cité, de chaleur et de lumière, nécessaires au développement végétatif.

Des algues.

Les algues consistent dans des filamens ou membranes homogènes dans toutes leurs parties. Ces plantes sont formées de tissu cellulaire dans lequel le liquide organisable ne développe rien autre chose ; elles se reproduisent par division de leurs parties, elles vivent dans l'eau et n'ont d'autre action que d'absorber le liquide ambiant. Lorsqu'étant desséchées on les plonge dans l'eau, elles s'en imbibent de nouveau et revivent.

CONDITIONS NÉCESSAIRES A LA VIE DES ALGUES. — PHYSIOLOGIE DE L'ALGUE. — Ainsi, de l'eau pour liquide ambiant, un certain degré de température, voilà toutes les conditions nécessaires à ces végétaux pour que l'action de la vitalité, sur leur liquide organisable, produise toutes leurs fonctions. Ces fonctions réunissent, cependant, les principaux phénomènes de la nutrition des êtres supérieurs : attraction du liquide nutritif par le liquide organisable, combinaison de ces deux liquides, avec assimilation des matériaux en affinité, augmentation du liquide organisable par cette combinaison, condensation de la vitalité dans l'individu par l'effet de la combinaison qui fait passer un fluide d'un état moins dense à un état plus dense, sécrétion du liquide organisable pour former la trame cellulaire, sécrétion et excrétion du liquide organisé qui a servi à la vie, dégagement d'une certaine quantité de calorique, impression des agens extérieurs sur l'être organisé, soustrayant une certaine quantité de vitalité et activant la décomposition du liquide organisé et l'affinité du liquide organisable, séparation des parties formées par excès de nutrition ou reproduction. (On verra plus tard le fruit mûr se détacher de l'arbre, l'œuf se séparer de l'ovipare et le fœtus du mammifère.) Telle est la physiologie des premiers êtres organisés.

Dans toutes les sciences, c'est en allant du plus simple au plus composé qu'on saisit les rapports des choses; et ce n'est qu'en partant du connu qu'on peut s'élever à l'inconnu : il importe donc avant tout d'avoir sur le point de départ des idées bien exactes et de l'envisager sous tous ses rapports. La Physiologie de l'être le plus simple, considérée en elle-même, paraît assez bornée, mais, si on la rend comparative, elle s'agrandit de toutes les abstractions des phénomènes plus élevés.

D'abord les rapports d'un être aussi simple que la globuline ou même que l'algue, avec les choses dont sa vie dépend, doivent être très rapprochés; aussi se trouve-t-il placé dans son fluide nutritif, l'air humide ou l'eau, c'est son seul rapport nécessaire, pourvu toutefois que ce fluide soit dans des conditions convenables, ayant un certain degré de température et d'électricité.

Le premier mouvement de toute composition

organique est dû à l'affinité du liquide organisable pour les corps extérieurs, c'est en raison de cette affinité que la combinaison a lieu.

Dans l'algue, le liquide en affinité avec le liquide organisable étant en contact avec ce dernier, le mouvement produit ne se manifeste pas à l'extérieur, parce que l'attraction ne s'exerce qu'à très petites distances.

Des varechs.

Les varechs se reproduisent par des capsules réunies dans des pores extérieurs.

Des plantes conjugées.

REPRODUCTION DE CES PLANTES.—Les plantes dites conjugées, présentent des tubes cloisonnés, qui contiennent de petits grains disposés à la suite les uns des autres ; quand ces tubes sont rapprochés à certaine distance, ils s'unissent par un véritable accouplement, deux tubes se soudent bout à bout et forment un canal de communication : par ce canal, les graines d'une loge d'un des tubes passent dans la loge correspondante de la plante accouplée, s'y réunissent à ceux qui y sont déjà, et forment un globule qui sort par la destruction du tube lui-même, et reproduit une nouvelle plante ; ainsi dans cet acte reproducteur se trouve l'essence de tous les phénomènes générateurs, et s'effectue une des actions les plus remarquables de la reproduction, action d'attraction à distance.

Des champignons.

Parmi les champignons, la truffe présente cela de particulier, qu'elle vit sans lumière et qu'elle n'a aucune tendance à s'élancer dans un sens quelconque.

CHAPITRE II.

DES VÉGÉTAUX MONOCOTYLÉDONÉS.

CARACTÈRE DISTINCTIF DE CES PLANTES. — Les monocotylédonées sont encore, pour la plupart, des plantes simples, n'ayant qu'une seule tige et n'offrant qu'un individu isolé; beaucoup ne vivent que jusqu'à ce qu'elles aient donné leurs fleurs et leurs fruits. Les monocotylédonées ne se développent plus dans tous les sens comme les premiers végétaux, mais elles poussent dans deux sens différens; leurs racines s'enfoncent dans la terre et leur tige s'élève en sens inverse de l'attraction terrestre. Tous les autres végétaux ont des tiges et des racines. Dans ce mode de développement, c'est surtout par les deux extrémités que se fait l'accroissement.

Développement des plantes cotylédonées.

— Les plantes poussent dans le sens où se trouvent avec plus d'abondance les principes pour lesquels elles ont de l'affinité. Ici, l'action de l'air et de la lumière est nécessaire au développement ; n'importe par quel bout on plante une branche de saule dans la terre, elle poussera des racines ; si on l'arrache et qu'on la plante de nouveau les racines en l'air, elles pousseront des tiges ; la différence de la racine et de la tige vient des circonstances dans lesquelles chacune de ces extrémités se développe. Le cambium se développe en feuilles et en racines selon les conditions qui lui sont données.

Développement des plantes monocotylédonées.

— Outre le tissu cellulaire qui compose exclusivement les acotylédonées, l'action de la vitalité produit des courans dans le liquide organisable des monocotylédonées ; ces courans disposent le tissu cellulaire en forme de vaisseaux : la partie qui s'élève au-dessus de la terre est une tige simple se développant par son bourgeon terminal ; cette tige n'offre qu'une substance spongieuse, médullaire, dans laquelle sont disséminés des faisceaux irréguliers de fibres longitudinales.

CHAPITRE III.

DES VÉGÉTAUX DICOTYLÉDONÉS.

MODE D'EXISTENCE DE CES VÉGÉTAUX. — Après ces végétaux simples qui vivent individuellement, en s'élevant dans cette division de l'échelle organique, on trouve des végétaux composés, constitués par plusieurs individus qui vivent ensemble; telles sont toutes ces plantes ligneuses des dicotylédonées qui continuent de vivre après avoir fructifié, et donnent des fleurs et des fruits plusieurs années de suite avant de périr. Ces végétaux peuvent être considérés (d'après l'idée de M. de Lamarck) comme composés d'individus réunis sur un corps commun, qui jouit d'une vie particulière indépendante de celle des autres parties et plus durable qu'elles. La théorie de M. du Petit Thouars sur l'accroissement de la tige des arbres dicotylédons s'accorde avec cette manière d'envisager les faits. D'après M. du Petit Thouars, la formation successive des couches ligneuses, c'est-à-dire l'accroissement en diamètre est produit par le développement des bourgeons. Toutes les branches d'un arbre peuvent donc être regardées comme autant de plantes différentes vivant sur un tronc commun, par lequel elles communiquent entre elles.

CHAPITRE IV.

PHYSIOLOGIE GÉNÉRALE DES PLANTES.

ABSORPTION. A mesure qu'une tige s'élève, elle abandonne des expansions qui croissent avec elle et forment des feuilles; les feuilles sont des déploiemens de la substance organique, où le liquide organisable n'est revêtu que de membranes très minces et où il peut facilement exercer son attraction sur les substances en affinité avec lui, ou laisser évaporer celles pour lesquelles il n'en a plus. Cette attraction qui fait que le fluide extérieur est combiné avec le liquide organisable en passant par la surface externe de l'être vivant a reçu le nom d'absorption.

NUTRITION. — ACCROISSEMENT. — REPRODUCTION. — MORT. — Les cotylédonées renferment toutes les fonctions végétatives, toutes les fonctions de composition et de décomposition, ou de nutrition, d'accroissement et la reproduction par un embryon, ou par la séparation d'un être résultant de la combinaison de deux liquides organisables, venus d'organes différens, et devant recommencer les phénomènes végétatifs de l'être qui l'a

produit (1). Après cette combinaison du liquide
individuel, pour former la graine, il ne reste plus
dans le végétal simple assez de vitalité relativement à sa masse, il se dessèche et ne reste plus

---

(1) « Récapitulons maintenant, et en peu de mots, les
principaux phénomènes par lesquels s'accomplit la génération dans les végétaux phanérogames. Les granules spermatiques contenus dans l'intérieur des grains du pollen, sont
introduits par un acte particulier dépendant de l'organisation
de ces grains, dans l'intérieur du stigmate et dans les interstices qui séparent les utricules dont se compose le tissu de
cet organe. Ils sont transportés dans des sortes de canaux
formés par ces espaces interutriculaires, depuis le stigmate
jusqu'au point du placenta qui correspond à l'ovule qu'ils
doivent féconder; là, absorbés par le tube conducteur du
mamelon d'imprégnation de l'amande, ils sont portés jusqu'à
la surface du sac embryonnaire, et pénétrant dans la vésicule
que ce sac présente en ce point, ils forment, par leur réunion
avec d'autres granules fournis par l'organe femelle, les premiers rudimens de l'embryon.
Ce phénomène me paraît tout à fait semblable à celui qui
a lieu dans l'accouplement et dans la formation de l'embryon
ou globule reproducteur des conjugées, si ce n'est qu'il y a
dans les plantes phanérogames une infinité d'intermédiaires
qui séparent les granules mâles et les granules femelles, que
ces granules ont par conséquent de nombreux détours à parcourir avant de parvenir au lieu où ils doivent donner naissance à l'embryon; tandis que dans les conjugées, par un
seul acte, les granules mâles passent de la loge qui les renferme dans celle qui contient les granules femelles, et forment ainsi immédiatement l'embryon, qui, au lieu de se
développer et de devenir le rudiment d'une plante parfaite,

que comme une excrétion ou cadavre. La mort est d'autant plus prompte que l'embryon est plus volumineux ou plus nombreux par rapport au volume de l'être producteur.

ANALOGIES ENTRE LES VÉGÉTAUX. — Plus les êtres sont simples, plus il y a d'analogie entre leurs différens organes; ces analogies sont très nombreuses chez les végétaux. Bulbe, turion, bourgeon et embryon, tout cela est analogue ; le tubercule est aussi l'analogue des cotylédons : comme eux il contient de la fécule amilacée, etc.

reste toujours sous la même forme où il se présente au moment de sa production, forme qui est tout à fait semblable à celle sous laquelle s'offre l'embryon des végétaux phanérogames lors de sa première apparition dans la vésicule embryonnaire.

Nous pouvons donc dire que la génération dans les végétaux consiste essentiellement dans l'union, ou, pour ainsi dire, dans la combinaison d'un ou de plusieurs granules fournis par un autre organe dans une cavité particulière de ce dernier organe. Ce phénomène, ainsi réduit à sa plus simple expression, permettra de concevoir bien plus facilement les aberrations apparentes que présentent les végétaux cryptogames, et jettera le plus grand jour sur leur mode de reproduction. On verra que les grandes différences qu'on observe dans les organes reproducteurs de ces êtres singuliers, dépendent le plus souvent de l'absence d'un plus ou moins grand nombre de parties accessoires, et pour ainsi dire superflues, qui existent dans les plantes phanérogames. » (*Mémoire sur la génération et le développement de l'embryon des végétaux phanérogames ; par M. Adolphe Brongniart.*)

Phénomènes d'impression. — Le végétal est impressionné par ce qui est en contact avec lui, c'est-à-dire que toute action sur ses tissus, soit en augmentant, soit en diminuant les matériaux ambians qui doivent servir à leur composition, soit en lui soustrayant, soit en lui donnant du calorique, de l'électricité, ou de la lumière, modifie l'action de composition et de décomposition de cet être.

Mouvemens qui ont lieu dans les plantes. — Les mouvemens extérieurs des plantes pourraient être regardés comme dus tout à la fois aux lois de la vitalité et aux lois de la physique générale. L'action des lois de la physique générale serait plus marquée chez les végétaux que chez les animaux, dans ce sens que le mouvement extérieur causé par l'excès ou par le défaut d'impression chez les végétaux, serait un résultat passif.

Le mouvement nutritif peut être soumis à l'action des influences extérieures, de manière à déterminer un mouvement extérieur dans le végétal. M. Dutrochet a collé une graine de gui germée à l'une des extrémités d'une aiguille de cuivre semblable à une aiguille de boussole et placée de même sur un petit pivot; une petite boule de cire mise à l'autre extrémité formait le contrepoids de la graine. L'appareil ainsi disposé, une petite planche de bois a été approchée latéralement de la radicule à environ un millimètre de distance. Au bout de cinq jours la tige de l'embryon s'est fléchie, et a dirigé

la radicule vers la petite planche qui l'avoisinait,
sans que l'aiguille ait changé de position malgré
son extrême mobilité sur le pivot. Deux jours après,
la radicule était dirigée perpendiculairement vers
la planche avec laquelle elle s'était mise en contact,
et l'aiguille qui portait la graine était toujours
restée dans la même direction. Dans cette expérience, la radicule du gui est impressionnée par la
planche qui a été mise près d'elle ; la nutrition est
activée dans le sens de l'impression, et c'est dans
ce sens que se fait l'accroissement. L'attraction
n'est augmentée qu'entre les molécules nutritives
par l'effet de l'impression, et l'aiguille de la boussole reste immobile.

« Il est difficile (dit M. de Candolle, en parlant
« du mouvement des plantes) de ne pas voir, dans
« cette série de faits, la preuve manifeste de la
« force vitale des végétaux; et toutes les tentatives
« faites pour expliquer ces faits par d'autres causes
« se sont trouvées immédiatement démenties. D'a-
« près les motifs exposés dans le premier livre de
« cet ouvrage, nous considérons ces phénomènes
« comme des cas d'excitabilité poussée au plus
« haut degré. » (*Physiologie végétale*, 1832.)

L'impression, pour accélérer la nutrition, doit
être en raison de la quantité de vitalité de l'être vivant. Lorsque l'impression soustrait trop de vitalité, la nutrition se ralentit, comme elle se ralentit
encore par manque d'impression. Les impressions
qui occasionnent les mouvemens des plantes, sous-

7

traient la vitalité avec plus de rapidité qu'elle ne peut se dégager par la nutrition, l'attraction vitale est diminuée, les tissus et les fluides subissent les lois de la physique générale, de la gravitation, de l'élasticité. Les tissus, les cellules des parties foliacées s'affaissent pendant un temps plus ou moins long jusqu'à ce que la vitalité se soit de nouveau dégagée par la nutrition.

Les mouvemens des plantes dus à l'absence ou à la diminution de l'impression, sont également l'effet du ralentissement de la nutrition et du ralentissement de l'attaction vitale ; ainsi les feuilles se ferment lorsque la lumière a cessé de les impressionner.

L'affaissement des parties végétales se fait dans le sens où elles se trouvaient avant leur développement primitif; ce sont les parties intérieures des feuilles et des fleurs, parties les plus vivantes et les plus impressionnables qui s'affaissent et reprennent leur turgescence avec le plus de rapidité.

Pendant l'affaissement des tissus, le défaut de résistance qui survient dans certaines parties fait qu'elles obéissent à l'action élastique existant dans d'autres parties. Dans son développement, la feuille avant de s'ouvrir était fléchie sur elle-même, ses surfaces lisses ou internes étaient appliquées l'une sur l'autre ; le pétiole et ses divisions étaient donc courbés en dedans, la courbure du pétiole et celle de ses divisions a été redressée par l'effet de la turgescence des parties internes, ce qui a fait ouvrir la feuille et les folioles des feuilles composées. Lorsque cette turgescence est ralentie, les folioles sont ramenées sur elles-mêmes par l'é- lasticité du pétiole, et de ses divisions qui ten- dent à revenir à leur forme première et font l'effet d'un ressort. Tel est l'effet de l'élasticité.

Lorsque l'élasticité ne fait pas dévier les parties végétales dont l'action vitale est ainsi diminuée, elles obéissent alors à l'attraction générale qui les fait graviter vers le centre du globe.

Ainsi on peut considérer qu'une impression trop forte aussi bien que le défaut d'impression, ont, l'un et l'autre, pour résultat la diminution de l'attraction vitale, et que c'est par la diminution de cette at- traction que sont produits les mouvemens exté- rieurs des plantes. Ces mouvemens seraient donc, comme nous l'avons annoncé, des résultats passifs. Si les mouvemens des végétaux sont dus à la dimi- nution de l'attraction vitale, ils diffèrent donc beaucoup des mouvemens propres aux animaux, ou des mouvemens de contraction, puisque, comme nous le verrons, c'est par l'augmentation de l'at- traction vitale que la contraction est produite. Dans la contractilité la nutrition est assez rapide pour que la vitalité se dégage en plus dans un très court espace de temps, de manière que le mouve- ment peut être instantanément suivi d'un autre mouvement pareil au premier. Cette faculté de pro- duire instantanément de pareils mouvemens avec les mêmes organes caractérise les animaux. Toute- fois cette faculté s'épuise plus ou moins rapidement,

elle est sujette à l'intermittence, mais elle se manifeste dans tout le règne animal, et jamais chez les
végétaux. Nous ne parlons ici que des mouvemens causés par l'excès ou par le défaut d'impression ; quant aux mouvemens extérieurs des organes
générateurs des végétaux, nous avons vu qu'ils
étaient un effet de l'attraction vitale exercée à distance.

Les plantes dites sensitives peuvent, comme tous
les êtres vivans, se modifier sous l'influence de certaines impressions ; ainsi M. Desfontaines ayant mis
un vase de sensitive dans une voiture, vit la sensitive fermer et abattre toutes ses feuilles dès que la
voiture commença à rouler sur le pavé : peu à peu
elle releva ses feuilles et rouvrit ses folioles, quoique le mouvement de la voiture continuât. On arrêta alors celle-ci, et après quelque temps de repos on la remit en mouvement : alors la sensitive se
referma comme la première fois, pour se rouvrir
d'elle-même pendant la marche; et on eut le même
résultat chaque fois qu'on interrompit le mouvement.

ACTION DU CALORIQUE, DE L'HUMIDITÉ ET DE LA
LUMIÈRE. — Lorsque le calorique et l'humidité ont
mis le végétal dans des conditions données(1), les
impressions mettent sa vitalité en action.

(1) « M. Raspail a constaté, par des expériences faites
« sous le microscope, que les particules qui composent la
« fécule ne sont pas de simples poussières informes, mais
« bien de véritables corps organisés, qui consistent en glo-

La lumière impressionne les parties vertes, active leur nutrition ; l'attraction vitale est augmentée et l'acide carbonique décomposé : il y a accroissement du liquide organisable et formation

« bules de grosseur et de forme variables , selon l'espèce de
« végétal d'où la fécule a été retirée. Ces globules sont trans-
« parens , et contiennent une matière intérieure d'apparence
« gommeuse, que recouvre une enveloppe corticale inso-
« luble dans l'eau à froid et à chaud.

« Cette gomme intérieure avait seulement été indiquée par
« M. Raspail, et nommée amidine par M. Chevreul.
« M. Biot a donné à cette substance le nom de dextrine ,
« pour la désigner par le caractère spécial que lui donnent
« le sens et l'énergie de son pouvoir rotatoire ; car aucune
« substance organique jusqu'ici connue ne dévie aussi forte-
« ment les plans de polarisation des rayons lumineux.........
« Le procédé le plus simple et le plus facile à employer pour
« l'extraction de la dextrine , est bien , sans contredit, celui
« qui consiste à faire agir l'orge germée sur la fécule.

« En étudiant l'influence déjà observée de l'orge germée
« pour opérer la liquéfaction de la fécule, MM. Payen et
« Persoz en ont isolé une substance à laquelle ils ont donné
« le nom de diastase , qui exprime son pouvoir de séparation.
« La diastase se développe pendant la germination dans
« toutes les graines des céréales, et généralement dans
« toutes celles qui contiennent de la fécule. Le rôle de cette
« substance est de déchirer, pendant la germination, les
« globules féculacés, de mettre la gomme intérieure en li-
« berté, d'en transformer une partie en sucre, et de prépa-
« rer ainsi la nourriture au végétal pendant son premier
« accroissement.

« Une partie de diastase suffit pour faire éclater, à l'aide
« de la chaleur, deux mille parties de fécule. Chauffée à 80

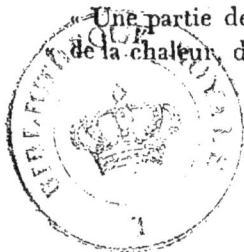

de nouvelle matière verte. Si les tiges qui vivent à l'ombre sont étiolées, cela vient de ce que la lumière ne les impressionne pas. Les racines qui offrent une densité très considérable et contiennent des principes très élaborés, sont privées de lumière dans leur développement, mais l'impression de cet agent est remplacée par les impressions nombreuses et fortes des matériaux du sol.

ACTION DE L'ÉLECTRICITÉ.—L'électricité agit en impressionnant toutes les parties végétales, et de plus en tendant à les mettre en mouvement d'après les lois physiques; en augmentant son action on active la végétation.

CIRCULATION VÉGÉTALE. La circulation dans les plantes est due à l'attraction vitale. L'attraction vitale existant entre les organes et le liquide nutritif est la cause première de tous ces courans effectués dans les cellules des végétaux. « Lorsqu'un mobile « quelconque a donné (dit M. Raspail) une impul- « sion à un liquide renfermé dans un tube fermé « par les deux bouts, il se produit nécessairement « un double courant, ou plutôt un seul courant, « qui revient indéfiniment sur lui-même, sans mê- « ler ses deux moitiés, et en conservant une ligne « de démarcation bien distincte.

« degrés, elle perd tout à coup cette propriété.» (*Application de la polarisation circulaire à l'examen de plusieurs substances organiques*; thèse soutenue à l'école de pharmacie, par M. Thinus. *Journal de pharmacie*, mai 1834.)

« Or dans les chara, ce n'est point la chaleur qui
« est ce mobile, puisque tous les points de ces tu-
« bes étant également plongés dans l'eau, les uns
« ne peuvent être plus échauffés que les autres.

  « Mais nous avons vu que les parois des tubes
« décortiqués de chara aspirent rapidement les li-
« quides qui les mouillent ; ces mêmes parois ex-
« pirent le liquide qu'elles recèlent avec non moins
« de rapidité ; ce qui doit être, puisque partout où
« il y a aspiration, imbibition, absorption continue,
« il doit nécessairement exister une expiration,
« une transsudation, la capacité restant invariable.
« Or ce double phénomène d'aspiration et d'expi-
« ration ne saurait avoir lieu, sans que le liquide
« contenu reçoive une impulsion capable de pro-
« duire des courans et la circulation que nous ve-
« nons de décrire et de définir.

  « Le mobile de la circulation résidant dans l'aspi-
« ration des parois, d'un autre côté la ligne mé-
« diane blanche ne présentant jamais les traces du
« moindre courant, et restant au contraire inva-
« riablement la ligne de démarcation des deux cou-
« rans opposés, il est évident que la propriété d'as-
« piration et d'expiration est inhérente à l'agglu-
« tination de la couche verte contre la paroi interne
« du tube diaphane. Ainsi la moindre solution de
« continuité dans cette couche arrête-t-elle subite-
« ment la circulation.

  « En nous occupant des tissus respiratoires des
« animaux, nous avons étudié les mouvemens que

« ces tissus sont capables d'imprimer au liquide
« ambiant ; ici nous venons de constater le méca-
« nisme des mouvemens que le tissu respiratoire
« des végétaux imprime au liquide contenu dans la
« capacité de l'organe. La question n'a pas changé
« de face, mais seulement de terrain, et dans les
« deux règnes le phénomène est identique : la
« cause mécanique en est dans l'aspiration et dans
« l'expiration des tissus ; l'effet mécanique en est
« dans les mouvemens du liquide aspiré et expiré. »
(*Nouveau système de Chimie organique.*) La loi
première de ce phénomène est la loi de l'attraction vitale : c'est à l'attraction vitale que les parois
du tube doivent la propriété d'absorber. L'exhalation est l'excrétion de la substance qui a vécu.

Les courans de la sève ont lieu dans le sens de
l'accroissement ; elle reste contenue, sans faire
effort pour se mettre en équilibre, par l'effet de
la capillarité. L'absorption des racines est portée
aux tiges et celle des tiges aux racines ; la multiplicité des rameaux et des feuilles est en raison directe de celle des racines et réciproquement. Ce
n'est pas avec l'eau qu'elles absorbent que les racines et les feuilles se nourrissent, mais les racines
se nourrissent avec la sève qui leur vient des feuilles,
et les feuilles avec la sève qui leur vient des racines,
preuve que la substance alimentaire ne se combine
pas immédiatement de l'extérieur à l'intérieur, à
la manière des corps inorganiques.

« Par la manière dont nous avons conçu la for-

« mation du tronc végétal (et ceci s'applique non
« seulement au tronc principal, mais encore à tous
« les troncs accessoires que nous nommons des
« branches), on pourra se faire une idée de la
« direction de la sève. Le tronc étant formé d'em-
« boîtemens insérés par un hile, les plus internes
« sur la paroi de l'externe, et ces emboîtemens étant
« parcourus, soit dans le sens de leur longueur,
« soit dans le sens de la largeur, par un réseau de
« canaux vasculaires, la circulation transmise par le
« hile devra nécessairement monter par la moitié
« supérieure au hile, descendre par la face oppo-
« sée et remonter par l'autre moitié inférieure au
« hile, ou vice versâ, en transmettant au hile de
« l'emboîtement plus interne la portion de sève qui
« doit suffire à sa nutrition; là, la circulation pren-
« dra une direction analogue à celle de l'emboîte-
« ment plus externe. » (*Nouveau système de
Chimie organique*, par M. Raspail.)

SÉCRÉTION. — Chez les végétaux, les organes
sécrétés du liquide organisable ont beaucoup d'analogie entre eux, et la structure de ces organes à
leur tour sécréteurs est assez simple.

Les organes qui, chez les végétaux, sécrètent
des fluides particuliers, et qui ont reçu le nom de
glandes, ne sont que des cavités de forme et de grandeur différentes, dont les parois sont constituées
par le tissu cellulaire; ces cavités sont simples ou
composées, elles communiquent à l'extérieur et ne
semblent qu'une extension de la surface externe.

DIFFÉRENCE ENTRE LES SUBSTANCES SÉCRÉTÉES.—
Les sécrétions végétales, quoique variées, diffèrent cependant peu entre elles sous le rapport de leurs principes constituans ; beaucoup de ces différences sont dues à du plus ou à du moins, et un grand nombre à la seule action de la Chimie non vivante, et peuvent être produites hors de l'influence de la vitalité (artificiellement). Ainsi le ligneux peut être transformé en sucre. « Vingt-« quatre grammes de toile de chanvre usée, bien « sèche, arrosée peu à peu avec trente-quatre gram-« mes d'acide sulfurique concentré, de manière que « la masse s'échauffe à peine et s'imbibe également, « finissent par disparaître sans dégagement de gaz ; « et il en résulte une masse mucilagineuse très « tenace, poissante, peu colorée, entièrement so-« luble dans l'eau, à l'exception d'une petite quan-« tité de tissu non attaqué. Le ligneux est alors « transformé en gomme.

« Lorsqu'on fait bouillir pendant dix heures la « solution acide de la masse mucilagineuse, la ma-« tière gommeuse se trouve peu à peu décomposée, « et finit par être presque entièrement remplacée « par du sucre en tout point analogue à celui du « raisin. » (*Nouveau système de Chimie organique*, par M. Raspail.)

Un grand nombre de sécrétions sont récrémentitielles ; ainsi le liquide fécondant se combine avec le liquide de l'ovule. Les excrémentitielles sont portées à l'extérieur par le mouvement végétatif et sont volatilisées par le contact de l'air et de la chaleur; beaucoup peuvent être considérées comme excrémento-récrémentitielles; le carbone condensé forme la substance solide du tronc des arbres.

CALORIFICATION. — Les végétaux ont une vie peu active, en comparaison des animaux élevés; aussi leur température est-elle très basse et sont-ils plus dépendans du calorique extérieur.

La rapidité de la composition n'est pas en raison directe de la croissance; certains végétaux se développent avec une rapidité étonnante, mais ce développement ne se fait que par extension de leurs parties organisées, qui forment de grandes cellules remplies d'eau presque pure ou chargée de substances inorganiques, et d'air atmosphérique.

HARMONIE ENTRE LES LOIS DE LA CHIMIE VIVANTE ET LES LOIS DE LA CHIMIE INORGANIQUE. — FORMATION DES PRINCIPES IMMÉDIATS. — Les plantes se nourrissent de substances inorganiques; elles absorbent avec l'eau les matières minérales que le liquide tient en dissolution, mais l'acide carbonique leur est surtout nécessaire; cet acide, porté dans les parties vertes, est décomposé par le contact de la lumière (preuve qu'il n'y a pas opposition entre les phénomènes physiques et les phénomènes physiologiques). L'eau est aussi décomposée dans le tissu végétal. Dans la Chimie vivante, l'action de la vitalité compose les produits organiques en décomposant les produits inorganisés; de même que dans la Chimie inorganique, le calorique, la lumière et l'électricité décomposent les substances organisées pour former des corps inorganiques. La lumière en impressionnant active la nutrition; la vitalité plus concentrée dans le liquide nutritif augmente son affinité pour les élémens organisables; le carbone de l'acide carbonique, ainsi que l'hydrogène de l'eau, sont combinés l'un et l'autre avec le liquide vivant; une partie de l'oxigène est mise en liberté : dans ce mouvement nutritif, selon les variétés d'individus, d'organes et d'actions extérieures, se forment les différens principes immédiats. Ainsi la vitalité est dégagée dans le végétal par la condensation du carbone et de l'hydrogène. Les végétaux vivent moins activement que les animaux, il leur faut des substances moins vitalisées, en rapport avec leurs affinités; tels sont le carbone, l'acide carbonique, les décompositions organiques.

Beaucoup de végétaux produisent des substances qui réagissent sur leurs propres organes, ainsi ils sécrètent des acides qui rougissent leurs parties bleues.

HARMONIE ENTRE LES DIFFÉRENS RÈGNES DE LA NATURE. — De même qu'il y a échange continuel entre le règne organique et le règne inorganique, ainsi il y a échange de matériaux entre le règne végétal et le règne animal; l'un s'approprie le carbone et cède l'oxigène, l'autre s'approprie l'oxigène et cède le carbone. Le règne végétal organise la matière minérale qui doit servir à l'alimentation des animaux.

RAPPROCHEMENT DU RÈGNE VÉGÉTAL ET DU RÈGNE ANIMAL. — Les champignons donnent à l'analyse chimique plusieurs principes azotés, tels que l'albumine, l'osmazôme, etc. (1). En considérant en outre l'analogie d'organisation, il est vrai de dire, que les deux règnes végétal et animal se réunissent par les êtres simples, et divergent par les êtres composés. « Natura ipsa sociat et conjungit lapides « et plantas, plantas et animalia, hoc faciendo, « non connectit perfectissimas plantas cum anima- « libus maximè imperfectis dictis, sed imperfecta « animalia et imperfectas plantas combinat. » (LINNÉ.)

Dans le tableau organique, pourront encore être tracées d'autres lignes pour indiquer des rapprochemens entre des points éloignés.

(1) « L'azote que l'on trouve dans certaines substances végétales, dit M. Richard, tire évidemment son origine de la décomposition de l'air atmosphérique dans l'intérieur de la plante. » (Nouveaux élémens de botanique, 5e édition.)

LIVRE TROISIÈME.

DES ANIMAUX INVERTÉBRÉS.

CHAPITRE PREMIER.

INFUSOIRES.

TRANSITION ENTRE LE RÈGNE VÉGÉTAL ET LE RÈGNE ANIMAL. — En passant du règne végétal au règne animal, on s'aperçoit à peine de la transition entre les plus simples acotylédonées et les animaux infusoires. Ces infiniment petits, à corps gélatineux transparent et entièrement homogène, n'offrent encore que des caractères négatifs, ils ne se distinguent que par leur homogénéité, par l'absence de tout canal digestif; comme les végétaux, ils ne vivent que par absorption et par une imbibition continuelle.

REPRODUCTION DES INFUSOIRES. — Les infusoires sont fissipares ou gemmipares, ils se divisent comme l'algue lorsqu'elle s'est assimilé à l'excès des substances nutritives ; on voit d'abord paraître sur le corps de l'animalcule une ligne longitudinale où transversale, et quelque temps après il se forme une échancrure à l'une des extrémités de cette ligne, et quelquefois aux deux bouts ; l'échancrure s'agrandit insensiblement, et à la fin les deux moitiés se séparent et prennent bientôt la forme de l'individu entier ; ces nouveaux individus, après avoir vécu quelque temps, se multiplient de la même manière. Plusieurs infusoires se reproduisent par des gemmes intérieurs qui probablement se font jour au dehors, comme chez les conferves. (1).

Dans les êtres simples, chaque molécule vivante est indépendante ; et pourvu que le liquide organisable ait des parties contenantes, il vit quand les conditions extérieures lui sont favorables.

Les fonctions intérieures de la monade diffèrent bien peu de celles de l'algue.

PREMIÈRE DIFFÉRENCE ENTRE LES ANIMAUX ET LES VÉGÉTAUX. — VITALITÉ ANIMALE. — PRODUCTION

(1) Un grand nombre d'infusoires offrent une organisation plus compliquée que beaucoup d'autres animaux, que les polypes par exemple, et semblent devoir être placés assez haut dans l'échelle. M. Chremberg, de Berlin, a observé les organes masticatoires chez les infusoires polygastriques. Chez les polygastriques, il a observé encore deux organes globuleux rayonnés, qu'il considère comme l'organe générateur mâle. Il a observé chez les rotifères un organe, qu'il croit organe respiratoire. Enfin, il annonce que chez tous les infusoires il existe un système nerveux.

DU MOUVEMENT EXTÉRIEUR. — Si chez les végétaux il n'y a que les mouvemens intérieurs qui soient dus à la vitalité, dès que l'on considère les premiers animaux les mouvemens extérieurs dus à cette cause deviennent très évidens (1).

Les animaux sont plus vitalisés que les végétaux, et par là même qu'ils sont plus vitalisés et que leur cohésion est moindre, ils sont plus impressionnables. Étant plus impressionnables, leur nutrition est plus rapide, puisque c'est nécessairement par elle que la vitalité se dégage en plus.

L'impressionnabilité est d'autant plus grande, que les conditions de l'être vivant comportent une plus grande rapidité dans la nutrition. Il se dégage d'autant plus de vitalité chez les animaux qu'ils se nourrissent de substances organisées.

« Toute contraction, et en général tout change-
« ment de dimension dans la nature, s'opère par
« un changement de composition chimique. »
(CUVIER, *Règne animal.*)

Les animaux sont plus vitalisés que les végétaux : en représentant par A la quantité de vitalité qui produit la vie des végétaux, et par A plus B la quantité de vitalité qui produit la vie des animaux, la quantité A pourra être appelée vitalité végétale ;

---

(1) Les deux règnes organiques doivent nécessairement être très difficiles à distinguer dans leur état de simplicité ; la molécule pollinique et la molécule spermatique se meuvent d'un pareil mouvement.

c'est cette quantité de vitalité qui chez les animaux comme chez les végétaux produit les mouvemens intérieurs, ou de nutrition (la reproduction n'est elle-même qu'un mode de nutrition en prenant ce terme dans toute son extension); la quantité de vitalité B, qui chez les animaux se trouve en plus et surajoutée à la vitalité végétale, peut être appelée vitalité animale; c'est cette vitalité animale qui produit le mouvement extérieur et caractérise l'animal. Nous employons les deux termes de vitalité animale et de vitalité végétale, pour désigner une différence non dans la nature intime de la vitalité, mais seulement dans sa quantité.

DÉFINITION DU PHÉNOMÈNE DE CONTRACTION. — La vitalité animale se dégage dans l'impression et par l'effet de l'impression. La vitalité animale augmente, dans les organes où elle existe et où elle peut se manifester, l'attraction que les molécules organiques ont entre elles; attraction due à la vitalité végétale et qui produit la nutrition et la cohésion des organes. La vitalité animale augmentant l'attraction entre les molécules organiques, fait rapprocher dans les organes des parties qui auparavant étaient à des distances appréciables. Ainsi, par l'effet de l'impression, l'organe impressionné est mis en action sur lui-même par cette augmentation simultanée de l'attraction entre toutes ses molécules. L'ensemble de ces phénomènes a reçu le nom de contraction, la contraction peut être définie un rapprochement de parties produit dans

8

un animal ou dans ses organes par l'effet de l'augmentation de l'attraction vitale. « Il est évident que « pendant la contraction il y a un accroissement « momentané de l'attraction moléculaire entre les « particules de la fibre. » (BÉCLARD, *Anatomie générale*.) « Le muscle perd en volume ce qu'il « gagne en cohésion. » (MECKEL, *Traité général d'Anatomie comparée*.) La vitalité qui avait produit ce mouvement de contraction, s'est bientôt dégagée en le produisant : dès que les parties contractées ont perdu la vitalité animale, la contraction cesse. Il y a analogie entre le phénomène de contraction et les mouvemens dus à l'attraction vitale exercée à distance, mouvemens que nous avons observés dans les organes générateurs ; dans ces deux circonstances, l'attraction vitale fait rapprocher des parties auparavant éloignées.

Ce phénomène de contraction que nous avons dit ne pas exister dans les plantes, devient, chez les animaux, un des plus manifestes et des plus caractéristiques. La considération de ce phénomène à son état le plus simple est très importante.

CAUSE OCCASIONNELLE DU PHÉNOMÈNE DE CONTRACTION. — Jamais il n'y a de mouvement extérieur dû à la vitalité, sans que ce mouvement soit déterminé par une impression; cette impression peut avoir son origine dans l'intérieur même des organes, et provenir de leurs fonctions moléculaires, de l'action de combinaison, de l'état de composition en plus ou en moins, et surtout de l'action de l'affinité du

liquide organisable qui le met en attraction à l'é-
gard des substances extérieures.

CONTRACTION DES INFUSOIRES. — Les mouvemens apparens des infusoires ne s'opèrent que
lorsqu'ils sont provoqués par des causes extérieures, ainsi les causes physiques concourent d'autant
plus aux actions organiques, que les êtres sont
plus simples. Les infusoires exécutent des mouvemens subits, qu'ils peuvent répéter plusieurs
fois de suite lorsqu'ils sont impressionnés; or, la
contraction dans ces petits êtres, ne peut se faire
que par le moyen d'un tissu cellulaire presque
sans consistance qui détermine leur forme extérieure. Ainsi, soit qu'ils contractent tout leur corps
à la fois, mais dans des sens différens, soit qu'ils
en contractent successivement diverses parties, ils
se meuvent en divers sens, sans but et sans motifs.
Leur nutrition se fait par assimilation de substances
végétales ou animales dissoutes dans l'eau.

Chez les animaux, la nutrition est plus rapide
que chez les végétaux, ce qui est dû à une plus
grande mobilité des principes élémentaires.

Les termes employés par les physiologistes,
manquent souvent de sens précis, parce que chacun d'eux envisageant les choses à sa manière, a
donné aux mots une acception différente.

DÉFINITION DU TERME IMPRESSIONNABILITÉ. — Le
terme d'impressionnabilité pourrait être consacré
à signifier, à la fois, la cause (qui est l'impression
et la vie de l'être impressionné) et l'exécution du

mouvement intérieur des plantes (c'est à peu près le sens que lui donne Hallé), en ôtant en physique toute synonymie entre le terme d'impression et le mot impulsion, signifiant l'action et l'effet du choc entre les corps inertes. Le terme d'impressionnabilité exprimerait cette phrase de Bichat : « Contractilité organique insensible. » Alors les végétaux seraient impressionnables. Le mot irritabilité, transporté en physiologie par métaphore, s'attache à tant d'idées différentes qu'il met confusion dans l'intelligence (1).

DÉFINITION DU TERME CONTRATILITÉ. — Les animaux comme les végétaux seront impressionnables ; pour signifier le phénomène en plus du mouvement extérieur qu'ils présentent, on se servira du terme contractilité ; le terme contractilité signifiera la propriété de recevoir l'impression déterminant la contraction, et d'exécuter le mouvement extérieur.

DÉFINITION DES TERMES MOTILITÉ ET LOCOMOTION. — Lorsque le mouvement extérieur est dû à la contraction, pour signifier le résultat de ce mouvement extérieur, et la propriété de la produire, on a employé le terme de motilité. Le terme de locomotion est plus général encore, il exprime le seul changement de lieu effectué par un animal.

(1) « L'excitabilité (synonyme d'irritabilité), cette propriété caractéristique de la fibre vivante.d'après Tomassini, « n'est elle-même rien de plus que la vitalité, la disposition « ou l'aptitude à vivre. »

Différence caractéristique entre le végétal et l'animal. — Ainsi, une des différences caractéristiques entre le végétal et l'animal, est une quantité relative de vitalité en plus qui dans l'animal simple est répandue dans tout l'individu, et qui se concentre davantage sur certains organes dans les animaux compliqués; cette concentration est relative au degré d'élévation dans l'échelle; les organes les plus concentrans (1) tiennent le milieu entre le liquide organisable et le liquide organisé; ils dégagent en plus la vitalité, parce que leur nutrition est plus rapide, ils communiquent à tous les endroits impressionnables, en certains endroits ils se réunissent et communiquent entre eux.

Du phénomène d'impression chez l'animal simple. — De même que dans les végétaux la vitalité en plus, en se dégageant, produit accélération de nutrition, de même chez les animaux la vitalité en plus surajoutée à la vitalité végétale, en se dégageant par l'effet de l'impression, produit la contraction.

Chez l'animal homogène, chez la monade, l'impression d'une partie la modifie, mais cette modification produit elle-même une impression sur la partie voisine puisqu'il y a continuité. L'impression locale devient donc plus ou moins générale selon son intensité et selon le degré de complication de l'animal; c'est cet effet qui aura lieu d'une manière si rapide dans le système nerveux.

(1) Le système nerveux.

L'impressionnabilité identique chez l'être simple varie dans les organes à mesure que les êtres
se composent.

CHAPITRE II.

DES POLYPES.

DESCRIPTION DES POLYPES. — REPRODUCTION. —
Les polypes sont des animaux gélatineux, à corps
homogène, alongé, contractile, ayant une cavité
intérieure n'offrant qu'une seule ouverture, bouche distincte, terminale, soit munie de cils mou-
vans, soit entourée de tentacules ou de lobes en
rayons ; ils se reproduisent par gemmes, tantôt extérieurs, tantôt internes, alors ils sont contenus
dans un sac vésiculeux et rejetés par la bouche
après leur séparation. Tous les points du corps
jouissent d'une vie indépendante.

Le polype est tellement régénératif dans toutes
ses parties, que coupé en diverses portions, chacune d'elles pourra continuer à vivre en restant sous
l'eau, reprendra la forme de l'individu dont elle
provient.

DU ROTIFÈRE A L'ÉTAT DE VITALITÉ LATENTE. —
Spallanzani a démontré chez le rotifère la propriété

de pouvoir rester desséché et sans mouvement pendant des années entières, et de reprendre la vie aussitôt qu'il est de nouveau humecté, à la manière des plantes les plus simples et de la plupart des graines végétales.

PREMIÈRE APPARITION DE LA CAVITÉ INTÉRIEURE. — Jusqu'ici l'absorption des matières nutritives ne s'est faite que par les surfaces externes. Chez les polypes la cavité intérieure, sac alimentaire, constitue une seconde surface absorbante, elle n'est qu'auxiliaire pour fournir à la nutrition. L'hydre peut être retournée comme un gant sans que ses fonctions en soient dérangées.

DIGESTION. — Lorsque l'absorption a lieu par l'introduction d'un corps alimentaire dans une cavité, où il sert à la nutrition, on lui a donné le nom de digestion. Le polype présente ce phénomène à son état le plus simple. Le polype avale sans distinction de la nature du corps, il le digère si ce corps en est susceptible, il le rejette s'il s'est conservé dans son canal quelque temps intact. Lorsque la surface interne cesse d'absorber, la cessation de l'absorption produit une impression, l'animal se contracte, excrète ; cette contraction enlève rapidement trop de vitalité pour pouvoir être continuée long-temps, elle cesse, l'orifice digestif s'ouvre, il entre de nouvelle matière nutritive.

ACTION DE LA LUMIÈRE SUR LES POLYPES. — La lumière force les polypes à se diriger de son côté comme elle le fait à l'égard des plantes. La partie impressionnée a une nutrition plus active, ses fonctions sont plus prononcées, chez les végétaux elle est plus dense, tandis que la partie venue à l'ombre, offre moins de résistance, cède et se laisse distendre.

POLYPES COMPOSÉS. — Il est un grand nombre de polypes qui ont la faculté d'adhérer les uns aux autres, de communiquer ensemble par leur canal alimentaire et de former des animaux composés; alors il existe une masse commune de laquelle sortent quantité de polypes, qui participent à la vie dont jouit cette masse, qui se régénèrent et périssent rapidement, pendant que la masse continue à vivre. Cette masse meurt néanmoins partiellement et progressivement dans sa partie inférieure la plus ancienne, tandis qu'elle continue à vivre dans ses parties latérales et supérieures; la vie des petits êtres qui l'environnent est analogue à celle des feuilles des arbres.

SÉCRÉTION DE LA SURFACE EXTERNE. — La plupart des polypes ont la propriété de sécréter par leur surface externe une substance calcaire ou cornée qui se solidifie et forme une enveloppe (*polypier*) dans laquelle ils habitent.

DU PHÉNOMÈNE DE PHOSPHORESCENCE. — Beaucoup de polypes sont phosphorescens et lumineux dans l'eau; ce phénomène de la phosphorescence est dû à la sécrétion d'une substance particulière,

la phosphorine (1). Cette substance excrétée à
l'extérieur chez certains animaux contiendrait-elle
du phosphore qui en se combinant avec l'oxigène
de l'air produirait la lumière, tandis que chez d'au-

(1) « La phosphorine, dit M. de Blainville, est une substance liquide, exhalée soit par la totalité, soit par certains
points seulement de la surface de quelques animaux, et qui
donne lieu chez ces êtres au phénomène connu sous le nom
de phosphorescence; phénomène qui, pour le dire en passant, est très remarquable et a beaucoup attiré l'attention
des physiciens, sans qu'ils aient pu cependant jamais l'étudier d'une manière un peu complète. On entend par phosphorescence, l'éclat lumineux que jettent certains corps
quand ils sont plongés dans l'obscurité, et sans qu'ils se
trouvent en état de combustion. Cette dénomination vient
de ce que le phosphore, exposé à l'air dans un lieu sombre,
se montre aussi lumineux à la manière de ces corps. Mais il
n'y a pas exacte parité entre ce dernier phénomène et le pré-
cédent; car la lumière que donne le phosphore est le résultat
d'une véritable combustion déterminée par son contact avec
l'air, et rien ne porte à croire que les animaux phosphorescens, ni que le bois pourri, qui est également éclairé pendant la nuit, soient dans le même cas que la substance élémentaire dont je viens de parler.

Je pense qu'on doit attribuer la phosphorescence des animaux vivans à une matière fluide qui est exhalée par leur
peau tout entière, ou par quelque partie seulement de cette
membrane, et qu'il est assez facile de recueillir avec le doigt
chez quelques espèces où cette exhalation a une grande
énergie.

Il serait tout à fait impossible, aujourd'hui, de dire quelle
différence la phosphorine offre dans ses caractères chimiques,

tres, sécrétée à l'intérieur, elle se combinerait à l'état d'acide avec la substance calcaire pour concourir à former les os? Ne serait-ce pas le phosphore qui produirait ces effets de lumière qu'on remarque pendant la nuit dans les yeux de certains animaux, la nutrition y étant alors très activée? Si l'œil dans l'obscurité devenait lumineux par la concentration de la lumière, cette concentration serait un effet physique et devrait pouvoir se reproduire au moyen des lentilles artificielles.

CHAPITRE III.

DES RADIAIRES.

PREMIÈRE APPARITION DE L'ORGANE RESPIRATOIRE. — Les radiaires offrent les premiers l'organe respiratoire, le plus important de tous les organes spéciaux intérieurs après celui de la digestion; c'est

et selon les animaux chez lesquels on l'observe. » (*Cours de physiologie générale et comparée.*)

M. Becquerel considère les phénomènes de phosphorescence qui ont été observés dans les corps inorganiques, comme rentrant dans ceux relatifs à la lumière électrique.

le second organe du premier ordre que la nature a institué dans les animaux : il ne présente d'abord que des pores extérieurs qui aspirent l'eau et la transportent intérieurement par des canaux ou des espèces de trachées aquifères dans l'organe, et l'oxigène de l'air se combine avec le fluide nourricier.

Des radiaires échinodermes.

Commencement du système circulatoire chez les animaux. — Commencement du système musculaire. — Chez les radiaires échinodermes on distingue des vaisseaux pour le transport des fluides propres, sans doute qu'ils sont les analogues de ceux des végétaux les plus élevés ; on distingue même chez ces animaux des fibres que l'on peut regarder comme musculaires ; on a observé des nerfs dans quelques uns d'entre eux.

Des astéries.

Reproduction. — Chez les radiaires et les astéries (étoiles de mer), si des rayons ont été enlevés, ils repoussent rapidement. Ces rayons repoussent eux-mêmes à leur origine d'autres petits rayons, et deviennent une astérie complète.

Mouvement extérieur. — La rapidité du mouvement extérieur des astéries lorsqu'on les impressionne, est due à la disposition de la fibre musculaire dont elles offrent la première apparence.

Première apparence du système nerveux. — Leurs nerfs ne sont que des filets de communication entre leurs surfaces tégumentaires et les rudimens des muscles, il n'y a aucun centre nerveux, aussi peut-on leur couper des rayons sans que leurs fonctions en soient dérangées.

Considération du système nerveux a son état de simplicité. — Chez les animaux simples, la vitalité animale est répandue dans tout l'individu : ceci est en raison directe de l'homogénéité de l'animal; elle se concentre davantage sur certains organes dans les animaux compliqués.

Dans l'animal simple, dans le monade tout l'animal n'est qu'un seul organe, la vitalité est égale dans tout l'individu, elle se dégage par tous les points de la même manière, uniformément; mais dès que cette simplicité cesse, aussitôt qu'il y a quelque organe différent de la masse, alors dans cet organe la vitalité se trouve dans un degré différent de celui qu'elle a dans le reste de l'être, elle est en plus ou en moins selon les conditions de l'organe. Chez les végétaux à tronc ligneux le carbone solidifié avec les sels calcaires n'a plus de vitalité, et si l'adhérence des fibres du bois lors même que l'arbre est mort est due à la vitalité, c'est qu'elles se trouvent accompagnées d'une matière organique encore fluidifiable : il en est ainsi dans les os des animaux.

Dégagement de la vitalité dans le système nerveux. — C'est par la nutrition que se dégage la vitalité. Or, la nutrition est d'autant moins active que l'organe dans lequel elle s'exerce est plus solide et est en affinité avec des matériaux plus solidifiables.

C'est par la nutrition que se dégage la vitalité ; mais la nutrition est un phénomène complexe, et la partie de ce phénomène où le dégagement a lieu, c'est la combinaison. Il se dégagera donc d'autant plus de vitalité, que les élémens organisables auront subi le plus possible de combinaisons vitales et que la nutrition sera active le plus possible, c'est-à-dire effectuée dans un organe le moins dense possible.

Ainsi les deux conditions au plus grand dégagement relatif de la vitalité, sont le plus de combinaisons possibles, avec le moins de densité possible dans l'organe où ces combinaisons ont lieu.

Or la pulpe nerveuse réunit au plus haut point organique les conditions de ce plus grand dégagement de la vitalité.

Système nerveux des astéries. — Chez les astéries le système nerveux consiste en filets mous et en petits renflemens disposés autour de la bouche, les uns et les autres blancs et dépourvus de substance grise ; ainsi chez ces êtres il y a des nerfs, mais point de centre nerveux.

De l'impression considérée dans le système nerveux. — L'impression agira plus rapidement sur les organes les plus vitalisés ; les nerfs de l'astérie étant ramifiés dans les endroits impressionnés, cette impression, vu la rapidité des fonctions de la pulpe nerveuse, se communique instantanément d'une extrémité du nerf à l'autre, le changement qu'il éprouve, suite de la modification, impressionne rapidement les organes auxquels ce nerf se distribue, et l'impression produit dans ces organes l'effet que comporte leur structure. Ainsi chez l'astérie impressionnée les fibres musculaires se contractent; la contraction est plus remarquable dans les fibres musculaires, vu leur disposition et leur composition organique; dans la pulpe nerveuse isolée l'action de contraction ne peut pas être appréciée, vu le défaut de résistance de l'organe. La rapidité avec laquelle l'impression est transmise de l'extrémité du nerf à l'autre, par son mouvement nutritif, peut être conçue aussi facilement que la rapidité des vibrations sonores dans les corps.

DIFFÉRENCE ENTRE LA PHYSIOLOGIE DE L'ASTÉRIE ET CELLE DU POLYPE. — La physiologie de l'astérie diffère de celle du polype, en ce que l'impression s'effectue dans un organe et produit son résultat extérieur dans un autre; ainsi il y a complication de fonction à mesure qu'il y a complication d'organe.

DÉFINITION DE LA MYOTILITÉ. — La contractilité musculaire ou la propriété qu'ont les muscles de produire le mouvement extérieur, a reçu le nom de myotilité.

DÉFINITION DE L'ACTION OU DE L'ACTE. — Le rapport nouveau qu'établit l'exécution du mouvement extériéur, entre l'animal et les corps environnans, a reçu le nom d'action.

SENSATION ET SENSIBILITÉ. — DÉFINITION DU SENS. — Il est très important de noter que d'abord la contractilité et la motilité peuvent se faire sans nerfs et sans muscles, et qu'ensuite il peut exister des nerfs seulement pour porter aux muscles l'impression d'une manière subite, sans aucune autre fonction nerveuse. Ce phénomène constitue la sensation dans son état le plus simple, et sa manifestation a reçu le nom de sensibilité. Lorsque les surfaces tant internes qu'externes, produisent la contraction des muscles au moyen des nerfs, à l'occasion d'une impression, cette propriété de ces surfaces constitue un sens, le sens du toucher. C'est le plus simple, le plus général et le premier de tous.

IMPERFECTION DU LANGAGE PHYSIOLOGIQUE. — Il n'y a point de termes pour spécialiser les fonctions nerveuses des êtres inférieurs, ces fonctions n'ont encore été qu'insuffisamment spécialisées chez l'homme ; en se servant des termes usités, l'acception peut facilement en être contestée.

DU CONSENSUS OU DE LA SYMPATHIE. — Nous avons dit que l'impression sur un organe produit un mouvement dans un autre, c'est le consensus ou la sympathie à son état le plus simple. « L'his- « toire des sympathies (dit M. Adelon) a été jus- « qu'ici un des points les plus obscurs de la science. »

(*Dictionnaire de Médecine, article Sympathie.*) Le terme de sympathie a été entendu de bien des manières, et son acception ne peut être fixée que par convention. En effet, l'impression d'un organe peut déterminer dans un autre, soit un mouvement de fonctions nutritives, soit un mouvement de fonctions extérieures ou une action. Chez les êtres élevés cette impression agira sur plusieurs organes et déterminera des actions complexes.

DÉFINITION DU TERME BESOIN. — A mesure que les êtres s'élèvent, il se fait de l'intérieur à l'extérieur une absorption plus prononcée, ce qui éloigne de plus en plus de la forme végétale. Lorsque la surface interne cesse d'être en contact avec les alimens, l'impression produite sur cette surface par la diminution de ses élémens, est transportée aux muscles par les nerfs et nécessite la locomotion. C'est le besoin à son état le plus simple; ce terme a été employé dans un sens spécial pour les animaux qui ont la faculté de sentir et d'exécuter des mouvemens de myotilité; ce terme s'applique surtout à ce qui est nécessaire à la conservation de l'individu et de l'espèce.

EFFET DU BESOIN. — DIFFÉRENCE DES EFFETS DE L'IMPRESSION, SELON QUE LES ANIMAUX ONT UN SYS- TÈME NERVEUX OU QU'ILS EN SONT DÉPOURVUS. — Chaque besoin fera exécuter les actions qui sont en rapport avec lui. Nous avons déjà vu le polype se contracter par l'impression de la diminution de ses élémens constituans, et la cessation de cette contraction lui procurer de nouvelle nourriture. Le polype avalait indistinctement, parce que l'impression d'attraction du liquide nutritif extérieur, et celle des corps étrangers introduits avec lui, n'était qu'immédiate, à l'égard de la surface absorbante interne. Dès qu'existe le système nerveux, commencent les impressions et les actions médiates. Dans le polype, chaque partie ne se contractait qu'à mesure qu'elle était impressionnée immédiatement, parce que chaque partie avait une existence isolée; l'individu ne se contractait en entier que lorsque l'impression était générale. Par le système nerveux, l'impression locale devient générale plus rapidement. L'impression des corps extérieurs produit des effets différens à l'égard de la cavité intérieure, parce qu'alors cette impression première est médiate.

SENS DIFFÉRENS DANS LESQUELS S'EXÉCUTENT LES MOUVEMENS. — Nous avons dit en parlant de la formation des êtres, que c'était les différentes affinités des principes élémentaires du liquide organisable, qui, par les combinaisons, s'équilibraient entre elles et déterminaient les formes et les différences des êtres organisés. C'est par la force d'attraction que les organes de l'animal ont été disposés. Tout ce qui est en affinité tend à la combinaison. La force motrice étant la même que la force attractive, elle agira dans le même sens. Toutes les fois que des principes en affinité impressionneront l'animal sensible, son action tendra à se faire dans le

9

sens de l'attraction. Toutes les fois qu'une action sur un animal vivant, soustrait la vitalité avec plus de rapidité qu'il n'en faut aux fonctions nécessaires à la nutrition pour s'effectuer (1), le mouvement se fait dans le sens opposé à l'objet impressionnant, parce qu'alors, toute action attractive, soit extérieure, soit interne, est plus forte dans ce dernier sens, puisque cette impression diminue seulement les matériaux vitalisés sans en apporter de nouveaux, et que la combinaison se fait aux dépens de ceux qui se trouvent dans l'individu. Pour qu'il y ait accroissement de l'individu par l'effet de l'impression, il faut que la composition soit effectuée avec des matériaux venant de l'extérieur. L'astérie introduira dans sa cavité l'aliment, comme l'introduisait le polype ; mais lorsque l'impression sur l'orifice de la cavité alimentaire, sera produite par un corps qui soustraira la vitalité avec trop de rapidité, cette impression, qui alors agit médiatement, fera aussitôt contracter les muscles, et ce corps sera repoussé.

Définition du plaisir et de la douleur. — Lorsqu'un contact produit une désorganisation

---

(1) Ces fonctions, qui sont l'absorption, la digestion, la respiration, etc., ne peuvent être effectuées aussi rapidement que la nutrition elle-même ; c'est-à-dire que la composition et la décomposition, lorsque la vitalité est soustraite plus rapidement que le mouvement de nutrition, ne peut avoir lieu : alors l'impression est suivie de la stupeur.

dans l'animal, lorsqu'une impression, tant interne qu'externe, produit une décomposition qui ne peut pas être réparée, on dit que cet être souffre ; ordinairement dans cette impression il effectue quelque action particulière : la sensation de cette impression a reçu le nom de douleur, tandis que les autres sensations ont été appelées plaisir. La manifestation du plaisir et de la douleur n'a lieu que là où existent les systèmes nerveux et musculaires.

Des oursins.

DOUBLE OUVERTURE DU CANAL INTESTINAL.—Chez les oursins, pour la première fois, le canal intestinal a deux ouvertures, un anus distinct de la bouche; c'est un véritable canal alimentaire ouvert par les deux extrémités.

CHAPITRE IV.

DES VERS.

ANATOMIE DES VERS. — DES GANGLIONS OU PREMIERS CENTRES NERVEUX. — Chez les vers, la bouche est constituée par un ou plusieurs suçoirs ; ces animaux ont un tube alimentaire, des pores extérieurs respirant l'eau. Leur système nerveux consiste en une série de ganglions situés sur la ligne médio-ventrale, en aussi grand nombre que le corps est composé d'anneaux. Chacun de ces ganglions est réuni au suivant par un double cordon, ce qui constitue un filet non interrompu d'une extrémité à l'autre de l'animal et renflé d'espace en espace; c'est de ce renflement que partent les filets qui vont se distribuer aux fibres de la couche sous-dermienne et sous-muqueuse.

NERFS SENSITIFS ET NERFS MOTEURS. — Les nerfs dans l'astérie communiquaient seulement de l'organe impressionné à l'organe contractile; dans les vers ils communiquent des surfaces tégumentaires à des renflemens, ou centres nerveux, ou ganglions (nerfs sensitifs); de ces ganglions ils communiquent aux muscles (nerfs moteurs).

DÉFINITION DE LA PERCEPTION. — L'impression, par transmission, sur un ganglion nerveux, constitue la perception. (Il est indispensable d'employer des termes pour désigner au moins certains groupes de phénomènes, seulement toutes ces expressions usitées manquent de sens précis.) Ici la sensation n'est plus simple, mais elle se complique de la perception.

DÉFINITION DE LA DÉTERMINATION. — La sensation existant dans le ganglion, ou la sensation perçue, est transmise au muscle et produit la contraction. Lorsqu'un être éprouve une sensation, on dit qu'il sent l'objet de la sensation; l'intensité de cette sensation dépend de la nature de l'objet, de sa proximité ou de son éloignement, etc., ou de l'action organique qui la produit. Plus la sensation sera intense, et plus l'action de l'être sentant sera prompte et déterminée. Il y a donc par l'effet de la sensation un rapport établi entre l'objet senti et l'être sentant, et comme c'est à l'occasion de cette sensation que l'être agit, nous rapportons son action à l'objet de la sensation et nous disons que lui-même il rapporte son action à l'objet qu'il sent, c'est la détermination. Les philosophes ne considérant ces phénomènes que chez les êtres supérieurs, ont souvent pris pour l'action d'un être immatériel, dans les animaux, ce qui n'est qu'un effet de leur organisation, de là la difficulté de se servir des expressions reçues.

EFFET DE L'IMPRESSION. — Si une impression n'est pas assez forte pour produire un besoin, elle ne fera qu'activer la nutrition de l'organe de la sensation, du centre nerveux et de tout l'être, par l'effet de la soustraction de la vitalité. Si cette impression est assez forte pour produire un besoin, le muscle dont le nerf communique au centre nerveux, se contractera; s'il y a plusieurs nerfs qui de ce centre communiquent à plusieurs muscles, ces muscles se contracteront.

RAPPORT ENTRE LE BESOIN ET L'ACTION. — Soit que le besoin vienne immédiatement de l'action d'une cause extérieure sur un sens, soit qu'il vienne par sympathie, l'action sera toujours en raison directe du besoin. L'attraction agira immédiatement par le contact des corps en affinité, ou médiatement par le contact de leurs émanations : la vitalité agissant sur les muscles, la contraction éprouvera moins de résistance dans ceux dont l'action sera en raison directe des attractions ; il en sera de même pour le besoin intérieur et pour la sympathie ; tout cela se passe instantanément. Les actions des animaux seront d'autant plus exactes, qu'elles seront sous l'influence plus immédiate des impresssions.

COMMUNICATION ENTRE LES GANGLIONS NERVEUX DES VERS. — Chez les vers, chaque ganglion nerveux est réuni au suivant par un filet de communication, ce qui fait que les sensations des ganglions se communiquent mutuellement. Les contractions des muscles et les fonctions des organes d'un des centres nerveux, peuvent être provoquées par les sensations du centre auquel il est uni ; ce sont là des sympathies qui vont se compliquant.

Plus les êtres se compliquent et plus leur unité se prononce.

ACTIONS PRODUITES PAR LE BESOIN D'ALIMENS. — Le besoin d'alimens étant ressenti par tout l'être, ses actions seront d'autant plus énergiques que ses impressions seront plus fortes, ses impressions seront d'autant plus fortes, que le besoin ira croissant jusqu'à un certain degré, degré au-delà duquel la vitalité en plus serait soustraite en trop grande quantité. Toutes les fois que dans ses actions, le ver rencontrera des substances en rapport avec ses besoins, dans le besoin de la faim, des

alimens en affinité avec son organisation, ces alimens l'impressionneront d'abord par les émanations, soit de l'humidité, soit des molécules des
corps alimentaires, et leur première impression
sera produite à distance par l'affinité. Dans cette
impression, il y aura attraction entre l'être vivant
et l'aliment en rapport avec lui ; c'est cette force
d'attraction observée dans l'accouplement des
plantes conjugées, qui lui fait exécuter son mouvement extérieur.

MANIÈRE DONT L'ALIMENT PARCOURT LE CANAL
DIGESTIF. — Si le ver commence à introduire l'aliment par la bouche, c'est parce que l'extrémité
antérieure étant disposée à cet effet, la sympathie
la fait agir, lorsque les circonstances extérieures
rendent l'action possible. Cette extrémité antérieure éprouve la première le besoin, vu que c'est
elle qui a d'abord assimilé. Si le ver se contracte
successivement de la bouche à l'extrémité postérieure et non en sens inverse, c'est parce que la
contraction de la partie qui contient l'aliment n'a
lieu qu'après que l'impression a activé la nutrition de cette partie, et que l'attraction de l'aliment, à mesure qu'il traverse le canal digestif, se
fait d'avant en arrière. De plus, le résidu de la
substance alimentaire, et les matériaux qui cheminent avec elle, impressionnent d'autant moins,
que l'organe a été plus habitué à leur impression,
par l'effet de sa disposition première : cette impression produisant des contractions en sens inverse,

l'objet impressionnant doit être d'autant plus repoussé, qu'il devient plus excrémentitiel. L'aliment traversera avec d'autant plus de rapidité le canal digestif que l'attraction sera plus forte, le besoin plus grand, et que l'impression qu'il produira sera plus forte et activera avec plus de rapidité la nutrition de la partie impressionnée.

Mais déjà ont commencé ces actions qu'exécutent les animaux pour satisfaire leurs besoins, ce phénomène qui par la suite produira tant et de si grands résultats, se présente d'abord dans sa plus grande simplicité.

Influences des sympathies et des attractions. — La sympathie peut être contraire à l'attraction extérieure, elle peut être plus forte qu'elle et déterminer un mouvement opposé à l'action attractive. Les actions extérieures dépendront d'autant plus des sympathies et d'autant moins des attractions externes que les êtres seront plus élevés.

Causes des passions. — Le besoin intérieur et la sympathie, détermineront un nombre d'actions, d'autant plus grand que l'animal sera élevé et plus compliqué. Le besoin intérieur et la sympathie pourront être exagérés, et constitueront les passions.

Du vaisseau dorsal des vers. — Chez les lombrics existe un long vaisseau dorsal qui a des pulsations et des troncs latéraux transverses à chaque anneau.

Les contractions de ce vaisseau dorsal offrent beaucoup d'analogie avec celles du canal digestif;

la décomposition produit l'impression du besoin de l'assimilation, le vaisseau dorsal impressionné par le besoin général se contracte. Ces contractions sont occasionées par les sympathies.

Plus les êtres s'élèvent, et plus les fonctions se multiplient.

GÉNÉRATION CHEZ LES VERS.—Chez quelques vers la génération est gemmipare, les uns sont ovipares, d'autres vivipares ; les naïades se reproduisent par la séparation spontanée de leurs dernières articulations qui se développent en animal complet avant de se détacher. Les ascarides ont des organes génitaux séparés sur deux individus différens. Ces vers vivans réunis en grand nombre, il est probable que les mâles et les femelles s'accouplent lorsque leurs organes génitaux sont assez rapprochés pour que l'attraction s'exerce, à peu près comme chez les plantes conjugées. Toutefois l'impression qu'ils éprouvent est un besoin qui doit déterminer des mouvemens propres à le satisfaire.

La loi de reproduction se trouve en harmonie avec les lois des impressions du plaisir, cette harmonie était le seul moyen de multiplier et de renouveler sans cesse tous les êtres vivans qui se meuvent sur la surface de la terre.

CHAPITRE V.

DES INSECTES.

DÉVELOPPEMENT. — Enfin arrivent les insectes, animaux articulés, existant d'abord à l'état de larves et se développant plus tard à l'état parfait : de même que certains végétaux ne produisent d'abord qu'une racine et des feuilles, lesquelles feuilles meurent la première année ; l'année suivante la racine pousse de nouveau des feuilles et une tige qui produit des fleurs et des fruits.

ORGANISATION. — Chez les insectes la forme est symétrique, les parties sont paires et opposées ; dans la première période des larves, le système nerveux est double et désuni dans toute sa longueur. Les insectes ont une tête, des yeux et des pattes dans leur état parfait ; leurs muscles attachés sous la peau sont très nombreux ; ils respirent par des trachées aérifères qui s'étendent partout et communiquent au dehors par des ouvertures latérales ; leur vaisseau dorsal s'étend immédiatement sous la peau, depuis l'extrémité antérieure jusqu'à l'extrémité postérieure de leur corps.

MUE ET MÉTAMORPHOSE. — La mue et la méta-

morphose sont des phénomènes très remarquables
chez les insectes.

L'être après avoir acquis un excès de nutrition
excrète son enveloppe extérieure; dans la dépouille
de la chenille, on trouve même toutes les parties
dures de la tête. Dans la métamorphose l'être
éprouve une contraction générale par l'effet de la
vitalité concentrée, sa forme change, il se dépouille
encore; et sa nouvelle enveloppe de nature cornée,
offre des expansions articulées et membraneuses,
antennes, ailes; ainsi une partie de l'individu est
excrétée dans la mue et dans la métamorphose.

La texture plus simple du squelette en général,
fait que sa faculté régénératrice est plus développée, chez tous les animaux, que celle des autres
systèmes; chez les mammifères, le phénomène de la
mue se manifestera encore par la chute des dents.

FORMATION DU SYSTÈME NERVEUX. — M. Serres
a fait connaître les lois de formation du système
nerveux des insectes. « Les nerfs des larves et des
« chenilles se développent de la circonférence au
« centre, ils sont d'abord isolés de droite à gauche
« sans lien moyen entre eux, ils se rapprochent en-
« suite; et avant de s'adosser sur la ligne médiane,
« un renflement ganglionnaire se développe à l'ex-
« trémité de chaque nerf et ordinairement au point
« de jonction du nerf voisin. La série des gan-
« glions est double, mais en se rapprochant sur la
« ligne médiane souvent deux ganglions se con-

« fondent en un seul. » (*Anatomie comparée du cerveau.*)

Dans les vers chaque anneau avait une existence à part presque isolée, les insectes en superposant leurs anneaux unissent leurs ganglions , et rapprochent leur existence de l'unité.

« Dans le raccourcissement considérable que le
« ver de la chenille subit dans sa métamorphose,
« les cordons interganglionnaires qui étaient chez la
« chenille tout à fait droits et tendus, à la première
« période se fléchissent légèrement et forment un
« petit arc du ganglion au ganglion voisin, à la
« seconde période la flexion est le plus prononcée,
« à la troisième ils sont tout à fait flexueux. La
« concentration des cordons interganglionnaires
« chez les uns , est si forte que les cordons dispa-
« raissent tout à fait , il en résulte que des gan-
« glions qui chez la chenille et chez le ver étaient à
« une longue distance l'un de l'autre , se trouvent
« annexés chez l'insecte parfait au point de contact,
« et souvent même sont confondus les uns avec
« les autres. » (*Anatomie comparée du cerveau.*)

Ce phénomène de concentration est dû à la contraction ; quand toutes les parties de la larve se trouvent contenir de la vitalité à l'excès , cette vitalité agit en augmentant leur attraction réciproque , au point de les réunir en les superposant.

ORGANES DES SENS.—La périphérie du système nerveux des insectes se termine dans des organes de gustation, de toucher et de vision , comme une

langue, des palpes, des antennes, des yeux; ceux-
ci, modifications très manifestes de la peau, ne se
distinguent du reste des tégumens, que par une
plus grande abondance de nerfs. On rencontre dans
les larves des insectes plusieurs points oculaires
simples, séparés et placés sur chaque côté ; ils sont
réunis dans l'insecte parfait, et forment un œil
composé.

Chez les insectes les organes des sens sont placés à leur extrémité antérieure, cette extrémité se
distingue du reste du corps et forme la tête.

Chez les insectes chaque sens ne reçoit qu'un
seul nerf. Les sens sont une disposition des surfaces
tégumentaires qui les rend plus impressionnables
par certains agens.

Les différentes modifications des surfaces pour
produire les actions portent le nom d'appareils ;
les modifications de ces surfaces pour recevoir les
impressions sont les appareils des sens. Ainsi tout
se complique à mesure que l'on s'élève.

Fonctions des ganglions nerveux.—Lorsqu'un
ganglion communique au moyen de deux nerfs à
deux sens, il est un centre de perception, les fonctions spéciales de ce centre de perception seront
dues à la disposition de sa pulpe nerveuse.

Toutes les fois qu'une insecte éprouve une sensation soit interne, soit externe, il agit en raison de
cette sensation ; son mode d'organisation nécessite
l'action comme conséquence de la sensation, aussi
les actions des insectes sont très précises.

Quand chez les insectes deux ou plusieurs centres nerveux se soudent ensemble, alors comme les vers dont les ganglions se communiquent, il y a communication de sensations ; mais comme elles sont plus complexes, les résultats en sont plus compliqués.

Si le nerf d'une glande communique au centre nerveux impressionné, l'action de la glande sera activée.

MULTIPLICITÉ DES SENS. — La sensation d'un des sens occasionera la contraction des muscles ; la multiplicité des sens n'existe que pour multiplier le nombre des contractions : ils sont remplacés l'un par l'autre à l'égard des objets, et sont en rapport avec des fonctions différentes. Ainsi l'insecte qui vole irait se frapper contre les corps solides s'il ne les voyait pas ; l'impression de la vision l'avertit de l'approche de ces corps, et lorsque l'action du vol lui a enlevé trop de vitalité il s'appuie sur eux ; sa nutrition la répare, et si des molécules odorantes l'impressionnent, il sera d'autant plus attiré vers le corps dont elles émanent que ce corps sera plus en affinité avec lui, etc.

« Les mouvemens dérivent partout d'un phé-
« nomène unique, la contraction musculaire. Mais
« chaque espèce de sensation constitue réellement
« un phénomène différent. Ces différences tien-
« nent surtout aux modifications, que toute matière
« sensible doit éprouver dans son impression sur
« le sens ou plutôt par l'action du sens sur ses mo-

« lécules. Car les sens ne peuvent être affectés
« que par des objets matériels. » (*Anatomie du
système nerveux des animaux vertébrés ;* par
MM. Magendie et Desmoulins.)

Besoins et sympathies. — Les besoins et les
sympathies sont très nombreux chez les insectes :
ainsi quand le papillon sort de sa chrysalide, il contracte les muscles qui font vibrer ses ailes, parce
que ces muscles impressionnés par le besoin d'excrétion des substances de décomposition qu'ils contiennent, agissent aussitôt que l'action leur est possible, et cette action augmente l'excrétion qui
produit les ailes. Les insectes ont des glandes qui
pendant leur digestion mêlent leurs sécrétions au
fluide nourricier.

Génération. — La génération des insectes est
ovipare, deux sexes distincts : un seul accouplement dans le cours de leur vie comme les végétaux
simples. On a observé des papillons hermaphrodites qui s'étant accouplés avec eux-mêmes, ont produit des êtres normaux.

Réunions d'individus chez les insectes. — Ne
serait-ce pas les attractions vitales qui produiraient
chez les êtres simples, des réunions d'individus
formant un tout harmonique à la façon des êtres
composés? chez les abeilles et les fourmis chaque
individu ne pourrait-il pas être considéré, en
quelque sorte, comme un organe chez un animal
élevé, concourant nécessairement comme cet organe au but de l'ensemble? La jeune abeille sortie

de sa larve, construit sa première alvéole avec autant de perfection qu'elle construira toutes les autres, de même que le muscle diaphragme se contracte avec autant de perfection, lorsque l'enfant vient au jour, qu'il se contractera dans la suite de la vie. Le miel est déposé dans les cellules pas plus par prévision de l'avenir de la part de l'insecte, que la graisse n'est déposée dans les vésicules adipeuses par prévision de la part de l'organisme.

CHAPITRE VI.

DES CRUSTACÉS.

Première manifestation de l'estomac et du cœur. — Chez les crustacés, le canal intestinal offre à sa partie antérieure une dilatation stomacale. Leur système vasculaire présente un muscle central (cœur), de forme alongée, à minces parois, offrant une cavité simple ; la circulation est double, le sang amené des branchies au cœur est chassé par lui aux organes, des organes il est conduit par des vaisseaux d'un autre ordre aux branchies ; la cause de la contraction du cœur est la même que celle du vaisseau dorsal des insectes ; la cause de cette contraction qui agit sur le vais-

seau dorsal, peut agir également sur tout le système circulatoire des animaux en général. Le cours
des fluides doit en outre être accéléré dans les ca-
plllaires par la même cause que chez les végétaux.

Première apparence de l'organe auditif. —
« Dans les crustacés apparaît pour la première
« fois l'organe auditif, c'est un sac simple fermé à
« l'extérieur par une membrane. » (Meckel,
Traité d'Anatomie comparée.)

CHAPITRE VII.

DES MOLLUSQUES.

Commencement de l'existence des poumons. —
Chez les mollusques, les organes respiratoires
commencent à rentrer à l'intérieur pour former les
poumons; on trouve chez quelques uns une cavité
buccale, des organes masticateurs, des glandes
salivaires, un foie volumineux; quelques uns ont
un estomac très compliqué où se trouvent des
dents cornées. L'action de la division des alimens,
soit par les pattes, soit par l'estomac, soit par la
bouche, est une action provoquée par l'effet des
sympathies. Ainsi, à mesure que l'on s'élève, les

10

animaux animalisent de plus en plus leur fluide nourricier avant de se l'assimiler.

COMPLICATION DU CŒUR. — Chez quelques mollusques le cœur offre deux cavités successives, l'une recevant les veines pulmonaires, ou branchiales, c'est une oreillette, l'autre pourvue d'une enveloppe beaucoup plus épaisse, c'est un ventricule d'où partent les artères.

M. Serres rapporte les mollusques, quant à leur système nerveux, aux larves et aux embryons plus ou moins avancés des insectes.

Beaucoup de mollusques étant du reste très rapprochés des poissons sous le rapport des systèmes digestif, circulatoire et respirateur, il se trouve là une de ces lignes réunissant des points éloignés de l'échelle.

LIVRE QUATRIÈME.

DES ANIMAUX VERTÉBRÉS.

POISSONS, REPTILES, OISEAUX.

CHAPITRE PREMIER.

GÉNÉRALITÉS SUR LES VERTÉBRÉS.

Les vertébrés forment la haute division des êtres organisés, ils réunissent tous les organes et toutes les fonctions des êtres inférieurs; mais leur organisation compliquée, complique aussi toutes ces lois simples premièrement observées. C'est ici surtout que se trouvent cette unité de composition et ces analogies organiques. « La nature (dit M. Geof-« froy Saint-Hilaire) emploie constamment les mê-« mes matériaux et n'est ingénieuse qu'à varier les « formes. » (*Philosophie anatomique.*)

SYSTÈME NERVEUX. — Les principales fonctions des animaux étant les fonctions nerveuses, la locomotion, la nutrition et la reproduction ; ces fonctions présentent un état de simplicité d'autant plus stationnaire qu'on va des premières aux dernières. Plus on s'élève dans l'échelle, plus les fonctions nerveuses se compliquent. Les fonctions dépendant des organes ne se compliquent qu'autant que les organes se compliquent eux-mêmes, et comme le système nerveux est en rapport avec tout l'organisme, toutes les fonctions différentes de celles de ce système subiront des influences d'autant plus nombreuses, qu'il sera plus compliqué. C'est donc surtout sous le rapport du système nerveux que doivent être considérés les animaux élevés, puisque les autres systèmes ont déjà produit chez les animaux simples toutes les autres fonctions animales; ces dernières ne semblent se compliquer que pour fournir aux fonctions nerveuses. Ainsi l'appareil circulatoire chez les mammifères présente un cœur double, qui bat avec rapidité pour mettre la masse du sang, dans un court espace de temps, en contact avec l'air, dégager une grande quantité de vitalité par la combinaison de l'oxigène, et fournir rapidement à la nutrition de la pulpe nerveuse. Chez les vertébrés, au canal digestif, se trouvent ajoutées des glandes, le pancréas, et des appareils de décomposition, l'appareil urinaire. Ce n'est que chez les poissons que commence le système lymphatique.

CHAPITRE II.

DES POISSONS.

SYSTÈME OSSEUX. — Les animaux inférieurs ex-crétaient des substances calcaires et cornées qui formaient des enveloppes extérieures; chez les vertébrés la substance calcaire est excrétée à l'in-térieur et forme le système osseux. Ce système, à son état de simplicité, ne présente chez les pois-sons que la colonne vertébrale. Tout le système osseux est évidemment formé chez les poissons par les vertèbres et leurs appendices, c'est ainsi que M. Duméril a démontré que la tête n'était qu'une vertébre développée. Les os des côtes et même des membres, ne sont que des accessoires de la colonne vertébrale.

CORRESPONDANCE ENTRE LE SYSTÈME NERVEUX DES INVERTÉBRÉS ET CELUI DES VERTÉBRÉS. — « Le sys-« tème nerveux des invertébrés (dit M. Serres) « correspond aux cordons intervertébraux et aux « ganglions de la cinquième paire des animaux ver-« tébrés; chez ces derniers l'axe cérébro-spinal du « système nerveux est un nouvel ordre d'organes « surajouté à ceux des animaux invertébrés. Les.

« ganglions céphaliques des animaux articulés sont
« les analogues de ceux de la cinquième paire.

« Les ganglions ophthalmiques et sphéno-pala-
« tins des animaux vertébrés, me paraissent être
« des traces de l'origine du système nerveux des
« invertébrés.

« La chaine des ganglions du système nerveux
« des invertébrés ne saurait être assimilée au grand
« sympathique ; » puisque M. Cuvier a établi que
le système du nerf grand sympathique commen-
çait à apparaître chez les poissons, et se développait de plus en plus jusqu'aux mammifères. Chez
les embryons des vertébrés, les ganglions intervertébraux sont isolés de la moelle épinière, et re-
présentent dans cet état primitif le système nerveux des invertébrés.

Élémens de l'axe cérébro-spinal chez les
vertébrés. — Les élémens de l'axe cérébro-spinal
chez les vertébrés sont « la moelle épinière ; deux
« bulbes arrondis qui correspondent aux tubercules
« quadrijumeaux, deux bulbes en avant, deux qui
« sont les premiers rudimens des hémisphères cé-
« rébraux et deux lames transversales en arrière
« qui sont les premiers vestiges du cervelet. »
(Anatomie comparée du cerveau).

De l'encéphale chez les poissons. — L'axe cérébro-spinal commence son développement par
la moelle épinière ; à la moelle épinière il n'est
ajouté qu'un encéphale très peu développé (espèce de ganglion) pour les poissons. « Quand il

« n'y a qu'une seule paire de lobes au-devant des
« lobes optiques, si cette paire est immédiatement
« continue avec les nerfs olfactifs, et si elle gran-
« dit et diminue comme eux, cette paire de lobes
« n'est pas le cerveau, mais les lobes olfactifs : le
« cerveau manque donc alors.

« Or ce cas arrive chez les squales et les raies.
« Ces animaux manquent donc de cerveau. » (*Anatomie des systèmes nerveux des animaux à vertèbres*, par MM. MAGENDIE et DESMOULINS). Chez
les poissons l'encéphale est réduit à ses élémens
simples, auxquels il est ajouté de plus en plus à
mesure que l'on s'élève.

RAPPORTS ENTRE LE SYSTÈME NERVEUX DES DIFFÉ-
RENTES CLASSES D'ANIMAUX. — De même que le
système nerveux qui chez les vertébrés correspond
à celui des invertébrés est moins développé, relativement, que chez ces derniers; de même dans
chaque classe des vertébrés, le système nerveux
qui correspond à celui de la classe inférieure est
moins développé que dans cette dernière ; mais ce
qu'une classe supérieure a en moins que celle qui
lui est immédiatement inférieure, est beaucoup plus
que compensé par le développement de l'organe
plus élevé. « Le lobe optique (dit M. Serres) est
« porté chez les poissons au maximum de sa gran-
« deur, l'atrophie des lobes cérébraux caractérise
« tous les poissons. Ce que les lobes cérébraux ont
« perdu chez les poissons semble acquis par les
« lobes optiques. »

Le système nerveux qui chez les vertébrés correspond au système des invertébrés, chez les premiers n'est plus qu'accessoire pour les fonctions
des sens. Cependant le rameau de la cinquième
paire existe seul pour le sens de l'olfaction chez les
cétacés et le sens de la vue chez la taupe, il rem-
plit encore chez ces animaux les mêmes fonctions
que chez les invertébrés.

De même que chez les vers le ganglion qui
perçoit correspond au muscle qui se contracte, de
même chez les animaux élevés la partie cérébrale
formée par les expansions venant d'un sens ou
d'un certain nombre de sens, correspond aux organes qui exécutent des mouvemens et des actions
extérieures complexes.

De même que chez les invertébrés le ganglion
analogue à celui de la cinquième paire des vertébrés exécute des fonctions de perception et de
détermination, de même chez les vertébrés inférieurs ce sont certaines parties (chez les poissons
les couches optiques, etc.) qui exécutent des fonctions qui chez les vertébrés supérieurs sont exé-
cutées par d'autres parties cérébrales. Si une partie cérébrale développe des facultés en raison de
son développement, il est vrai aussi de dire qu'elle
les développe en raison de son exercice ; c'est ce
qui sera démontré par la suite.

CONTINUATION DES NERFS DANS LE CERVEAU. —
Les nerfs se continuent dans le cerveau par des
expansions analogues à celles par lesquelles ils

avaient commencé dans les organes; c'est ce qui constitue la texture fibreuse du cerveau. Le cerveau commence par être une pulpe dans laquelle se développent les faisceaux fibreux. Les différentes masses formées par les expansions nerveuses dans le cerveau ont été considérées par Gall comme les siéges des *facultés innées*, expression très vague en elle-même.

PHÉNOMÈNES QUI ONT LIEU DANS LES EXPANSIONS FIBREUSES DU CERVEAU. — Les expansions fibreuses provenant des nerfs, ayant dans le cerveau une assez grande étendue, feront que l'objet perçu y exercera une impression relative à son étendue et à ses rapports; cette sensation perçue, plus en rapport avec la nature de l'objet que chez l'insecte, a reçu chez les animaux supérieurs le nom d'idée. Ainsi le mot idée est un signe collectif exprimant la succession et la réunion d'un grand nombre de phénomènes : il était indispensable de descendre dans l'échelle des êtres pour trouver la définition de ce terme complexe.

DESCRIPTION DE L'IDÉE D'UN OBJET VU PAR UN POISSON. — DESCRIPTION ET DÉFINITION DE LA MÉMOIRE. — Chez les poissons, la rétine est formée par des expansions nerveuses qui se réunissent pour constituer le nerf optique. La rétine impressionnée par les rayons lumineux l'impression est transmise au cerveau, cette sensation perçue produira un dégagement de vitalité dans la partie où se trouvent les expansions du nerf optique ; le dégagement de la vitalité ne s'étant fait que par la nutrition, la nutrition nécessitant une nouvelle composition, et cette nouvelle composition ayant été exécutée avec plus ou moins de rapidité, il y aura dans la partie où elle s'est faite une manière d'être particulière, qui aura été produite par la sensation; plus la manière d'être dont nous parlons sera prononcée, plus elle sera conservée long-temps dans les nutritions subséquentes; si elle est renouvelée par des sensations pareilles à la première, elle sera plus prononcée encore. Tant que cette manière d'être subsistera, la nutrition dégagera, dans la partie qui perçoit, de la vitalité en raison de la composition de cette partie; et comme cette différence de fonction est un effet de l'impression première, cette impression durera autant que cette différence: c'est là la mémoire. La mémoire peut être définie, la durée des impressions que le cerveau a reçues par perception, ou la durée des perceptions du cerveau.

CONDITIONS ORGANIQUES NÉCESSAIRES AU PHÉNOMÈNE DE LA MÉMOIRE.—Le nombre des modifications qui constituent la mémoire pourra être d'autant plus grand que la pulpe cérébrale sera plus étendue, car à mesure qu'elle se restreindra les modifications seront effacées par des modifications différentes; c'est ce qui fait que dans les ganglions des insectes la mémoire est de très peu de durée, et que chaque action est un effet du besoin présent; le papillon revient se brûler à la lumière autant de fois qu'il en a la possibilité.

DESCRIPTION ET DÉFINITION DE LA COMPARAISON. — Chez les poissons il y aura mémoire d'un objet vu, mais si lors de l'impression de cet objet l'être était impressionné en même temps par le besoin de la faim, et que du corps impressionnant la vue il se dégageât des molécules venant impressionner l'odorat, l'animal sera déterminé par le besoin, par l'attraction extérieure et la sympathie à exercer une action sur cet objet pour s'en nourrir ; mais cette action produira la mémoire du goût de l'aliment et la mémoire de l'effet éprouvé par la satisfaction du besoin de nutrition. Or comme toutes les parties du cerveau se communiquent entre elles, et que de plus chacune de leurs impressions modifie toute l'organisation de l'être en général, en activant les fonctions nutritives, chaque partie où réside la mémoire reçoit de cette modification générale une impression, et chaque partie recevant à l'occasion l'une de l'autre une impression, il existe dans l'organe percevant, la perception d'un rapport établi entre les impressions : c'est la comparaison.

DÉFINITION DU JUGEMENT. — Le jugement est la perception du rapport établi entre les impressions et les objets impressionnans. Si le poisson voit de nouveau l'objet dont la mémoire lui rappelle la satisfaction du besoin de la faim, s'il éprouve de nouveau ce besoin, il se dirigera encore vers cet objet pour s'en nourrir : toutes les fois que cet objet n'aura que la couleur de l'aliment sans en avoir les autres propriétés, il y aura erreur de la part de l'animal, phénomène dû à la comparaison, qui n'existait pas chez l'insecte.

DIFFÉRENCE DES IMPRESSIONS. — Dans l'impression et la perception, il y a modification de l'organe impressionné et de l'organe percevant; les papilles nerveuses de la langue sont diversement modifiées par l'impression acide et par l'impression sucrée; si l'on parvenait au moyen du microscope à suivre la fibre nerveuse depuis le point impressionné jusqu'au centre de perception, peut-être pourrait-on découvrir, tant dans l'organe impressionné que dans les centres percevans, des formes différentes selon les différentes impressions.

DE CERTAINS EFFETS DES IMPRESSIONS. — Toute impression activant la décomposition, active l'action et donne souvent la perception d'un besoin qui n'existait pas avant elle; ainsi la vue ou l'odeur d'un aliment feront naître le besoin de la faim.

SENS DANS LEQUEL NOUS PRENONS LES MOTS INTELLIGENCE ET VOLONTÉ. — La réunion des fonctions de sensation, de perception, de mémoire, de comparaison et de jugement a reçu le nom d'intelligence. La détermination et la production des mouvemens extérieurs, comme effets de l'intelligence, a reçu le nom de volonté. La volonté est la détermination qui suit le jugement.

« La perception, le souvenir, la mémoire, le « jugement, ne sont pas des facultés fondamen-

« tales, mais seulement leurs attributs généraux.
« Désir, penchant, passion sont les différens de-
« grés de chaque force fondamentale.

« Lorsque les facultés fondamentales manquent,
« les attributs doivent manquer également : le
« chien, doué à un degré si étonnant du sens des
« localités, n'a ni faculté de perception, ni souve-
« nir, ni mémoire pour les rapports des tons, pour
« la structure d'une machine, pour les idées morales
« et religieuses. » (GALL, *Physiologie du cerveau.*)

CONDITIONS ORGANIQUES DU DÉVELOPPEMENT DES FA-
CULTÉS INTELLECTUELLES. — Le nombre des fonctions
intellectuelles sera d'autant moins grand que les
expansions nerveuses dans l'intérieur du cerveau
seront moins étendues, et que celles d'un sens auront des rapports moins multipliés avec celles des
autres sens. Les impressions existantes seront d'autant plus vite effacées par les impressions nouvelles,
que les expansions seront moins étendues; dans un
nerf il n'y a pas de mémoire, parce que la modification produite par chaque impression est effacée par
l'impression nouvelle, et qu'il ne peut pas y avoir
de comparaison : il en est ainsi de la moelle épinière.

DES IDÉES CONFUSES. — Les idées sont dites
confuses, lorsque les impressions se succèdent
plus rapidement que les fonctions de nutrition ne
peuvent s'exécuter; il est des êtres pour qui il faut
un plus long intervalle entre l'impression et la détermination qu'elle produit.

SENS QUE L'ON A DONNÉ AU MOT INSTINCT. — Il

arrive souvent qu'une impression détermine une action extérieure avant d'avoir déterminé les fonctions de l'intelligence et de la volonté : ainsi une impression forte sur un membre sera transmise à la moelle vertébrale, de la moelle vertébrale sera portée aux muscles et produira la contraction avant que les fonctions de l'intelligence aient eu le temps de s'exercer ; cette contraction est pareille aux contractions des animaux sans cerveau ; c'est à cet ordre d'actions qu'on a donné le nom d'*instinct*, terme qui, du reste, a reçu par trop d'acceptions différentes.

RAPPORTS ENTRE LES CENTRES NERVEUX ET LES ORGANES.—Il existe pour chaque fonction un point central, où les nerfs des organes de cette fonction sont réunis ; les mouvemens extérieurs produits par les organes dépendant des impressions de leur centre nerveux, toutes les fois que les fonctions de ce centre seront empêchées, les mouvemens le seront aussi ; toutes les fois que ce centre recevra des impressions insolites, les mouvemens de ces organes seront désordonnés ; c'est à ce point que vont se rendre les impressions qui commandent les actions ; toutes les fois que ce point sera impressionné immédiatement, les actions auxquelles il préside seront produites. L'émétique étant porté par le sang sur le centre qui préside aux mouvemens du vomissement, le vomissement a lieu, l'impression de cet agent agit en sens inverse de l'attraction extérieure ; alors, comme nous l'avons vu, le mouvement se fait dans le sens opposé à l'objet impressionnant.

FORCES MOTRICES.—Les physiologistes ont établi des forces motrices dépendant de l'action des centres nerveux. Ces forces, qui déterminent les mouvemens et que nous avons observées dès qu'elles se sont présentées dans le règne animal, sont produites par l'attraction; le mouvement se fait dans le sens de l'attraction, toutes les fois que l'objet impressionnant est en affinité avec l'animal, et qu'il n'y a pas de sympathie contraire qui puisse l'emporter. Le mouvement se fait dans le sens opposé à l'objet impressionnant, toutes les fois que l'impression soustrait la vitalité avec plus de rapidité que les fonctions nécessaires à la nutrition ne peuvent s'effectuer. Le mouvement se fait dans le sens de l'attraction déterminée dans les organes par l'effet de la sympathie, lors même qu'existent des impressions extérieures provenant d'objets dont la force attractive est opposée à l'action de cette sympathie, si cette sympathie produit une impression plus forte que celle de ces objets. Lorsque les centres nerveux n'existent plus, ou sont altérés, les mouvemens auxquels ils présidaient deviennent impossibles, et l'inaction des organes qui dépendaient de ces centres peut faciliter l'action des organes antagonistes. « Immédiate- « ment après la section du corps strié (dit M. Ma- « gendie), l'animal se précipite en avant comme « poussé par un pouvoir irrésistible.

« Une maladie des chevaux paraît avoir la plus
« grande analogie avec ce singulier phénomène :
« on la nomme immobilité ; l'animal qui en est
« atteint, ou le cheval immobile, marche facile-
« ment en avant, mais il lui est impossible de re-
« culer et souvent il ne paraît pas maître d'arrêter
« son mouvement de progression.

« J'ai ouvert plusieurs chevaux dans cet état et
« j'ai trouvé dans tous une collection aqueuse dans
« les ventricules latéraux, collection qui devait
« comprimer les ventricules striés et qui même
« avait altéré leur surface. » (*Précis élémentaire
de Physiologie.*)

RAPPORTS ÉTABLIS ENTRE LE MONDE EXTÉRIEUR
ET L'ANIMAL AU MOYEN DU CERVEAU. — A mesure
que l'on s'élève, la forme animale, qui d'abord
n'offrait qu'une surface externe, s'étend et se concentre de plus en plus sur elle-même : d'abord le
canal digestif, ensuite l'appareil respirateur renferment les fonctions absorbantes dans l'intérieur ;
arrive le système nerveux qui y porte les impressions externes ; enfin se développe le cerveau où
ces impressions se conservent et se mettent en
rapport. Par le cerveau l'univers extérieur se
trouve en quelque sorte exister dans l'animal, et
l'impression externe qui vient de nouveau après
avoir existé déjà dans cet organe, y réveille tous les
rapports que peut avoir son objet dans le monde
extérieur, lorsque ces rapports avaient été saisis
dans les impressions précédentes.

Usage des nerfs de la cinquième paire, chez les vertébrés. — Les rameaux provenant de la cinquième paire, qui chez les vertébrés se distribuent aux sens, ne servent plus dans le plus grand nombre de ces animaux, qu'à établir les rapports des fonctions nutritives de ces sens : M. Magendie, après avoir fait la section de la cinquième paire, a vu survenir la désorganisation de l'œil, et cet organe s'atrophier.

Les ganglions intervertébraux se réunissent à la moelle épinière.

Système du nerf grand sympathique. — Ce système commence à exister, lorsque le canal digestif devient libre dans l'intérieur de l'animal ; il se développe de plus en plus jusqu'aux mammifères. Ce système isole les actions des organes de la nutrition d'avec ceux des fonctions extérieures. Les impressions de la surface digestive, quand elles ne sont pas exagérées, arrivent aux ganglions du sympathique, et de ces ganglions sont transportées aux parties contractiles de cette surface ; c'est ainsi que le gésier chez les oiseaux broie les alimens ; c'est ainsi que s'exécute le mouvement péristaltique du canal intestinal.

Les fonctions que produit la vitalité dans le canal intestinal des vertébrés, sous le rapport des sensations, des perceptions et des actions, sont analogues à ce qu'elles étaient chez les vers.

Ce sont ces différens systèmes nerveux, dont les uns président aux fonctions nutritives et les autres

11

aux actions extérieures, qui ont fait établir la division de la vie organique et de la vie animale, expressions inexactes, puisque la vie animale n'a rien qui ne soit organique.

RAPPORT ENTRE LES NERFS ET LES ORGANES AUXQUELS ILS SE DISTRIBUENT. — L'usage des nerfs et leur disposition sont relatifs aux organes et aux parties des organes auxquels ils se rendent. « La complication du plexus est en proportion du nombre « des muscles qu'il doit fournir et de la variété des « combinaisons dans lesquelles entrent ces muscles, « tandis que les filets des nerfs qui vont à la peau « se rendent régulièrement et en divergeant à leur « destination. » (CHARLES BELL.)

« Les nerfs qui se terminent dans les muscles, « les font se contracter et produisent le mouve- « ment; ceux qui se terminent à la peau et aux or- « ganes des sens, y donnent la susceptibilité d'é- « prouver telle ou telle impression, selon la struc- « ture du sens.

« Il semble que les propriétés sensitives et mo- « trices du nerf tiennent seulement à la structure « des organes qu'il fait communiquer. » (*Anatomie des systèmes nerveux des animaux vertébrés* , par MM. MAGENDIE ET DESMOULINS.)

PHÉNOMÈNES ÉLECTRIQUES PRODUITS PAR LES POISSONS. — La vitalité développe des phénomènes d'électricité. Plusieurs poissons portent un appareil électrique; il est formé au moins de deux substances hétérogènes, l'une solide et l'autre fluide, disposées en couches successives, et reçoit un très grand nombre de nerfs. C'est probablement à la rapidité du mouvement de décomposition dans la substance fluide de cet appareil, provoquée par l'impression nerveuse, qu'est due la décharge électrique.

DE LA FÉCONDATION CHEZ LES POISSONS. — Chez les poissons osseux, les mâles ne fécondent les œufs qu'après qu'ils ont été pondus par les femelles; Buffon fait remarquer qu'après la ponte ils se dirigent exclusivement vers les œufs, preuve que leur action est due à l'attraction; ils sont impressionnés par les émanations odorantes : on verra ces émanations odorantes signaler chez les animaux supérieurs les époques du rut.

CHAPITRE III.

DES REPTILES.

VARIÉTÉ DES FORMES EXTÉRIEURES CHEZ LES REPTILES. — Des modifications infinies caractérisent la forme extérieure des reptiles. Chez les chéloniens, le développement considérable des côtes, du sternum, et la soudure des côtes entre elles, forment la carapace. Le développement des membres et de la queue alterne chez les reptiles. Le nombre des vertèbres caudales est très grand chez les serpens. Chez une partie des batraciens, la queue est remplacée par les membres, appendices locomoteurs. Généralement, chez les vertébrés, le développement des membres est en raison inverse de celui de la queue et vice versâ.

MÉTAMORPHOSE. — La métamorphose du têtard en grenouille est un phénomène de contraction comme la métamorphose des insectes.

CANAL DIGESTIF. — « Le canal digestif des rep- « tiles est relativement plus long que celui de la plu- « part des poissons ; il est généralement plus court « que celui des animaux supérieurs. » (MECKEL, *Traité général d'Anatomie comparée.*) Ainsi la surface absorbante s'étend d'autant plus, que l'animal doit dégager une plus grande quantité de vitalité par la nutrition.

POUMONS. — Dans la plupart des reptiles la respiration se fait par des poumons.

COEUR. — Le cœur est formé d'une oreillette et d'un ventricule.

SYSTÈME NERVEUX. — Le système nerveux chez les reptiles n'offre pas beaucoup plus de développement que chez les poissons. « L'atrophie du cer- « velet (dit M. Serres) est le caractère de tous « les reptiles ; leurs hémisphères cérébraux gagnent « en développement tout ce que perd le cervelet.» leur intelligence est fort bornée ; ils obéissent à l'impression du moment, et leurs actes sont pro-

duits par l'effet des impressions extérieures, du besoin intérieur et de la sympathie.

INFLUENCE DES AGENS PHYSIQUES SUR LES REPTI-
LES.—Plus les êtres sont simples, plus ils sont sous
la dépendance des agens physiques. Les phénomènes de la végétation s'arrêtent pendant l'hiver
parce que l'action du calorique ne les active plus;
ainsi les fonctions nutritives chez les animaux à
sang froid sont sous la dépendance du caloriqueex-
térieur : la rapidité de leur nutrition n'est pas assez
grande pour fournir long-temps à la déperdition
du calorique, leurs mouvemens extérieurs et leurs
mouvemens nutritifs s'arrêtent par degrés sans que
l'harmonie de leurs fonctions soit rompue; ils entrent
dans un état d'inertie qui dure tout l'hiver et qu'on
a nommé leur sommeil léthargique.

M. Edwards, par des expériences répétées, a
prouvé que les crapauds pouvaient long-temps
vivre renfermés dans du plâtre solide; leur immobilité arrête le mouvement de nutrition; leur vie
reste suspendue.

BESOIN DE LA GÉNÉRATION CHEZ LES REPTILES. —
Ce besoin agit tellement sur toute l'organisation
des reptiles, que pour eux aucune impression ne
peut être aussi forte. « Je coupai à un mâle de
« crapaud les mains et je le mis auprès de sa
« femelle; on sait que les mâles se servent de
« leurs mains pour les serrer; mais il ne tarda pas
« à s'accoupler avec elle en la serrant de ses moi-
« gnons sanglans, et à prolonger l'accouplement

« jusqu'à ce que tous les fœtus fussent fécondés. »
(SPALLANZANI, *Expériences sur la génération.*)

CHAPITRE IV.

DES OISEAUX.

ORGANISATION. — Les oiseaux présentent constamment quatre membres; leur canal intestinal est
plus long que chez les animaux précédens; leurs
glandes sont plus développées; leur système vasculaire a un cœur double, deux ventricules et deux
oreillettes.

TEMPÉRATURE. — Ces animaux éminemment à
sang chaud dégagent une grande quantité de calorique; leur vie est très active; ils ont la faculté de
conserver une température propre et indépendante
des variations thermométriques de l'atmosphère,
ce qui fait que l'impression du froid active chez eux
la nutrition.

SYSTÈME NERVEUX. — Leur cerveau est beaucoup plus développé que celui des reptiles, c'est
surtout par la partie antérieure qu'il l'emporte sur
celui de ces derniers. « Ils se distinguent (dit M. Ser-
« res) par l'atrophie du lobe olfactif, leur couche

« optique est plus développée, leur cervelet est
« beaucoup plus développé que dans les deux
« classes précédentes ; chez les oiseaux l'affaisse-
« ment médian des lobes optiques fait surgir les lo-
« bes cérébraux et le cervelet : ces deux organes
« maintenus à distance chez les reptiles et les pois-
« sons sont par ce seul effet ramenés au point de
« contact. » (*Anatomie comparée du cerveau.*)

La surface du cervelet jusqu'alors unie et sans
trace de division commence à paraître sillonnée ;
cet organe se développe en largeur par la formation d'appendices latéraux. Il y a de grands per-
fectionnemens dans les appareils des sens, le tact
et le goût exceptés ; l'organe de la voix déjà manifeste chez les reptiles est ici beaucoup plus parfait.

INTELLIGENCE.—C'est à ce rapport de perfection
qui existe dans leur système nerveux entre les sens
et le cerveau, ainsi qu'au plus grand développement des masses cérébrales, qu'est due l'intelligence
plus élevée que manifestent les oiseaux. Beaucoup
de leurs actions sont déterminées par le jugement.
L'étendue plus considérable des masses cérébrales
fait qu'ils saisissent les rapports qui existent entre
les objets extérieurs et leurs besoins à venir, et cette
prévoyance leur fait exécuter des actes industriels
pour pourvoir à ces besoins : cela va même jusqu'à
établir entre eux des rapports sociaux et un langage.

DE CERTAINS RAPPORTS ORGANIQUES. — Il y a un
rapport entre le besoin, la manière de l'exprimer,

et les organes de l'expression ; comme il y a un rapport entre la manière de le satisfaire et les organes de la satisfaction : ces deux ordres de rapports sont réunis lorsque l'expression est nécessaire à la satisfaction : à ces deux ordres de rapports sont dus le chant et les différentes significations de la voix chez les animaux. La perfection du chant des oiseaux est due sans doute à la perfection de l'organe de la voix plutôt qu'aux fonctions de l'intelligence. Du reste, cette perfection n'est que relative à nos sensations ; la grande sensibilité des oiseaux fait que leurs impressions agissent sur toute leur organisation et la modifient d'après les objets impressionnans ; ce phénomène est porté chez eux à un point très élevé. Chez les oiseaux existent les affections de famille, les affections des lieux qui les ont vu naître.

GÉNÉRATION DES OISEAUX. — Leur génération est ovipare, l'œuf pour reproduire doit être toujours fécondé avant la ponte.

LIVRE CINQUIÈME.

DES MAMMIFÈRES.

CHAPITRE PREMIER.

GÉNÉRALITÉS SUR LES MAMMIFÈRES.

SUPÉRIORITÉ D'ORGANISATION. — Les mammifères forment le groupe le plus élevé de l'échelle organique, ils sont les plus compliqués des animaux. Aucune autre classe ne présente autant de variété dans la configuration extérieure du corps. La symétrie est constante entre les deux parties latérales; les membres au nombre de quatre ont des usages très divers. Les mammifères présentent les conditions extrêmes dans la longueur du canal digestif; les vaisseaux et les ganglions lymphatiques sont à la fois plus multipliés et plus composés; les organes se dessinent et se spécifient d'une manière plus marquée que chez les autres animaux, l'action de chaque organe étant plus spéciale ; ainsi les poumons deviennent libres dans la cavité thoracique : les divisions bronchiques sont plus déliées, tous les organes, tous les appareils sont plus compliqués, tout est dans une dépendance plus grande de l'unité.

Développement de l'encéphale et du cerveau.— L'encéphale acquiert un grand développement, c'est surtout le cerveau proprement dit et sa portion antérieure qui prennent une prépondérance très remarquable. Les dimensions proportionnelles du crâne et de la face offrent des variétés considérables, dans les divisions diverses établies parmi les mammifères. L'extrême accroissement du cerveau et de son enveloppe osseuse est le propre de l'espèce humaine. Chez les mammifères l'étendue des lobes cérébraux produit, en se développant, les circonvolutions cérébrales ; ces circonvolutions, qui manquent encore chez les mammifères inférieurs, vont toujours en augmentant à mesure que l'on s'élève jusqu'à l'homme.

Les lobes cérébraux, chez les mammifères, sont composés de plusieurs lobules secondaires.

Effet du développement des masses cérébrales.—Il y a rapport entre le développement des organes et celui des masses cérébrales. Ces masses correspondent aux différens appareils de l'organisme ; leurs modifications seront en raison directe des impressions, des besoins et des sympathies. Les jugemens, les déterminations et les actions seront toujours en raison directe de l'organisation et des circonstances extérieures. A mesure que les masses cérébrales augmenteront en étendue, les sensations des rapports des objets sentis seront plus nombreuses, la mémoire sera plus étendue, le jugement portera sur des objets plus éloignés.

Toutefois les actions des animaux sont plus ou moins sous la dépendance des impressions présentes, et rarement ils se déterminent en jugeant du rapport d'une chose passée avec une chose à venir, ou ces déterminations produisent des actions peu complexes en comparaison de celles de l'homme. Le chien cache ses alimens, s'il lui en reste encore après qu'il a satisfait sa faim, etc., etc. : ceci est encore en raison des impressions et des besoins ; le renard qui s'est coupé la patte pour échapper à un piége ne s'y prendra plus.

L'exercice d'un sens perfectionne beaucoup les fonctions intellectuelles des expansions qui dans le cerveau correspondent à ce sens.

INFLUENCE DES IMPRESSIONS ET DE L'ACTION DE L'HOMME SUR LES ANIMAUX. — Les actions des mammifères sont très variées, et en rapport avec leurs besoins. Cependant l'homme parvient à exercer l'intelligence de certaines espèces, de manière à leur faire produire des actions qui servent ses intérêts, et quelquefois même d'une manière opposée aux besoins de ces animaux ; ainsi l'attachement que le chien a pour son maître est un effet des impressions qui a tellement modifié toute son organisation , que la volonté de son maître, lorsqu'elle lui sera signifiée , produira sur cet animal une impression qui sera supérieure à toutes les autres ; il supportera les plus grandes souffrances pour son maître. C'est de cette façon que le besoin de la génération qui dominait le crapaud, lui faisait féconder les œufs de sa femelle malgré la douleur de ses membres mutilés.

Mouvemens des mammifères. — Ce qu'offrent de modifications les mouvemens que sont susceptibles d'exécuter les mammifères, se comprend assez en le rapportant à la description des appareils osseux et musculaires.

Connexion sympathique des organes. — Cette connexion, chez les animaux élevés, vient de ce que l'impression dans un organe fait agir un autre organe dont l'action est nécessaire à la fonction du premier : plus les êtres sont compliqués, plus ces connexions sont nombreuses et nécessaires. C'est le besoin général de la nutrition des organes qui fait que le cœur bat sans cesse et que le diaphragme est toujours en action pendant que les autres muscles, après avoir épuisé une partie de leurs matériaux par les actions, de même que le système nerveux par les impressions de la veille, les réparent pendant le sommeil.

CHAPITRE II.

DE L'HIBERNATION.

Beaucoup de mammifères sont sujets au sommeil d'hiver, mais ils sont réveillés de leur sommeil léthargique par l'impression d'une température trop basse : l'impression d'un froid excessif est pour eux ce qu'est l'impression d'un froid modéré aux autres animaux à sang chaud, elle active la nutrition.

CHAPITRE III.

DE LA REPRODUCTION.

FÉCONDATION. — Chez les mammifères, la fécondation a lieu d'une manière bien plus accomplie que chez les autres animaux, dans l'unité de l'espèce; elle est produite dans des sensations profondes qui vitalisent au plus haut degré les liquides reproducteurs; le produit ne se sépare qu'après s'être développé à l'intérieur, et doit sa première alimentation à un liquide vivant, le lait.

DÉVELOPPEMENT. — Nous avons vu l'être le plus simple constitué par un globule, et nous avons annoncé en parlant de la globuline, que c'était par un globule que commençaient les êtres, même les plus compliqués. « Lorsqu'on ouvre (dit « M. Coste) une vésicule de Graaf, il s'échappe « toujours, avec le liquide qu'elle contient, « un petit corps sphérique, transparent, d'un « dixième de ligne de diamètre environ. C'est là « le véritable œuf des mammifères, il est com-« posé de la manière suivante :

« 1°. D'une enveloppe extérieure d'une trans-« parence extrême, que j'appellerai vitelline, « parce que, comme chez les oiseaux, elle se forme « dans l'ovaire, renferme le vitellus, reste tou-« jours étrangère aux développemens des vais-« seaux, et enveloppe, plus tard, le fœtus et les « annexes, sans avoir avec eux aucune liaison de « continuité.

« 2°. La membrane vitelline renferme dans sa « cavité une masse sphérique d'un gris jaunâtre, « composée de granules. Cette masse est évidem-« ment le vitellus des mammifères ; car c'est à ses « dépens que le blastoderme se formera.

« 3°. La vésicule de Purkinje.

« Le troisième jour après la conception, les

« œufs sont parvenus dans les cornes de la ma-
« trice..... Ils ont maintenant un diamètre d'une
« ligne environ, et sont visibles à l'œil nu....

« Si on place immédiatement, après avoir ou-
« vert une corne de la matrice, un des œufs qu'elle
« renferme dans un verre de montre rempli d'eau,
« et qu'on l'examine à un grossissement suffisant,
« on remarque que le vitellus a été complétement
« absorbé et remplacé par un liquide transparent.
« L'œuf paraît d'abord n'être formé que par une
« seule vésicule; mais bientôt un phénomène qui
« mérite toute notre attention, isolant la mem-
« brane vitelline, d'une seconde membrane, met
« en évidence deux vésicules emboîtées.

« Cette nouvelle membrane que l'endosmose nous
« a dévoilée, dont la couleur et la composition in-
« diquent qu'elle est le résultat de la condensation
« des granules superficiels du vitellus, n'existait
« pas dans l'ovaire, et ne s'est par conséquent
« formée qu'après la conception. En rapport par
« sa face externe avec la face interne de la mem-
« brane vitelline, elle renferme dans sa cavité un
« liquide transparent qui remplace le vitellus aux
« dépens duquel elle s'est développée.

« L'analogie entre le blastoderme des oiseaux
« et la vésicule qui le représente chez les mammi-
« fères, devient plus évidente encore, lorsqu'on
« fait attention que dans la vésicule des mammi-
« fères, apparaîtront bientôt les vaisseaux omphalo-
« mésentériques qui affectent, d'une manière fidèle,

« la disposition des vaisseaux du blastoderme des
« oiseaux. En outre , dans un point de cette vési-
« cule que je désignerai désormais sous le nom de
« blastodermique, on remarque les premiers grou-
« pemens des granules qui doivent constituer les
« premiers linéamens des organes, s'avançant de
« la circonférence au centre, dans un ordre métho-
« dique, pour se placer de chaque côté d'un axe
« déterminé. » (*Recherches sur la génération
des mammifères.*)

Faculté régénératrice. — Elle est très peu
marquée chez les mammifères, vu la complication
organique et la différence qui existe entre les organes ; ce sont ceux où la vitalité est le plus concentrée, qui se régénèrent le moins.

CHAPITRE IV.

ACTIVITÉ DE LA VITALITÉ CHEZ LES MAMMIFÈRES.

Contraction des muscles après la cessation
de l'individualité. — La vitalité est très active
chez les mammifères. Lacépède a calculé « qu'il
« ne faudrait à la baleine que quarante-sept jours,
« ou environ , pour faire le tour du monde en sui-

« vant l'équateur (1). » Ce savant rapporte que
« lorsqu'on dépèce les baleines, on enlève de leurs
« nageoires pectorales de grandes portions de
« muscles dont l'*irritabilité* est si vive, qu'elles
« bondissent encore long-temps après avoir été
« détachées du corps de l'animal. »

Bacon rapporte, comme témoin oculaire, que
le cœur d'un criminel, ayant été arraché du corps
et jeté dans le feu immédiatement après, sauta
quelques fois de suite à une hauteur considérable,
d'abord à celle d'un pied et demi, et puis graduel-
lement à de moindres hauteurs, pendant sept à huit
minutes.

Ces muscles isolés sont encore vivans, chaque
chute qu'ils font produit une impression qui occasione immédiatement la contraction; jusqu'à ce
que leur nutrition, à laquelle il n'arrive plus de
matériaux, s'arrête, et que la vitalité cesse de se
dégager. Ces muscles ont pendant quelque temps
une vie indépendante, mais, comme elle manque
de toutes les conditions extérieures, cette vie n'est
pas de longue durée. Chez les animaux à sang froid,

---

(1) D'après ce que rapporte M. Duméril, il suffirait de la
moitié du temps que nous venons d'indiquer. « On dit que
« les baleines peuvent parcourir l'espace de onze mètres dans
« une seconde, et que vingt-trois jours et demi leur suffi-
« raient pour faire le tour du monde, en supposant qu'elles
« ne prissent pas de repos. » (*Élémens des sciences naturelles.*)

dont on a extrait le cœur, la vie se prolonge encore, en raison de la simplicité de leur organisation et des conditions d'existence qui leur restent. Les actions de la vie se continuent dans les fragmens d'animaux inférieurs, en raison du degré d'abaissement de ces animaux, parce que la désorganisation, produite par la division, est d'autant moindre que l'animal est moins compliqué.

CAUSE DES CONTRACTIONS DES CADAVRES. — C'est à cette vitalité en plus qui reste dans les muscles quelque temps encore après la mort, que sont dues les contractions des cadavres par l'impression des courans électriques.

DE QUELQUES PHÉNOMÈNES DUS A L'IMPRESSION DE L'ÉLECTRICITÉ. — La contractilité musculaire disparaît au moment même où la vie se trouve détruite par un choc électrique, tandis qu'elle se conserve long-temps après la mort quand celle-ci a été amenée par d'autres causes. « J'ai vu (dit M. de « Humboldt) des poissons auxquels on avait coupé « la tête une demi-heure auparavant, frapper leur « queue galvanisée de manière que tout leur « corps sautait assez haut sur la table où ils étaient « posés. » Les muscles des animaux morts par le choc électrique, ne sont plus impressionnables, parce que l'impression de l'électricité sur leurs molécules a soustrait la vitalité en plus : donc l'électricité n'est pas l'agent de la vie, mais seulement l'impressionnant le plus actif. « L'arc animal n'est « point interrompu par la section d'un nerf ou sa

« ligature, pourvu que les parties liées ou divisées
« restent contiguës entre elles (1).

« Ce fait seul me semble établir une différence
« entre les phénomènes galvaniques et ce qui se
« passe dans l'action musculaire, puisqu'il suffit
« de couper un nerf dans un animal ou de le
« serrer par une ligature, pour faire perdre la fa-
« culté de se mouvoir aux muscles auxquels il se
« distribue. » (*Traité expérimental de l'électricité et du magnétisme*, par M. BECQUEREL.)

Les savans ont fait des expériences pour savoir
si dans les poumons il y avait courant électrique
entre le sang artériel et le sang veineux ; les expériences ont prouvé la négative. Si lors de la section
d'un nerf on a prévenu la paralysie et l'on a vu les
fonctions continuer par l'effet d'un courant galvanique, c'est encore que l'impression de ce courant
activait la nutrition, et le dégagement de la vitalité
tant qu'il y en avait en plus dans les organes où se
distribuait le nerf coupé. « Si un courant galvani-
« que (dit M. Adelon) a, lors de la section des nerfs,
« entretenu les fonctions, ce n'a été que pendant
« un temps fort court ; et le fluide galvanique a
« pu n'agir ici que comme stimulus, et en déter-
« minant le développement de la portion d'in-
« fluence nerveuse qui n'était pas encore éteinte. »
(*Physiologie de l'homme*, seconde édition.)

(1) La ligature s'oppose au mouvement nutritif, qui,
comme nous l'avons vu plus haut, produit l'électrification ;
tandis qu'elle ne s'oppose pas au courant électrique.

ACTION DE LA VITALITÉ SUR LES LIQUIDES ORGANI-
QUES. — Celte vitalité en plus se trouve aussi dans
les liquides organiques, la fibrine du sang a un mouvement de contraction, le sperme surtout présente des mouvemens très marqués, et probablement qu'un grand nombre d'animalcules ne sont
autre chose que les globules organiques mus par
l'action de la vitalité.

LIVRE SIXIÈME.

DE L'HOMME.

CHAPITRE PREMIER.

RAPPORTS ENTRE LA PHYSIOLOGIE ET LA MORALE.

SUPÉRIORITÉ DE L'ORGANISATION DE L'HOMME. — L'homme est de tous les animaux celui dont les facultés intellectuelles sont le plus développées. Le développement de ses facultés intellectuelles est tellement grand, que souvent il a fait méconnaître le point de comparaison et l'analogie qui existent entre l'homme et les autres animaux. L'homme se distingue surtout par la faculté qu'il a de saisir les rapports éloignés des choses : du reste, son intelligence se produit par les mêmes fonctions organiques que chez les animaux, seulement elles sont plus complexes.

INFLUENCE DE L'ÉDUCATION SUR L'HOMME. — Si

certains animaux sont susceptibles d'être modifiés par l'éducation, l'homme l'emporte encore infiniment sur eux sous ce rapport, et les actions qu'il produit par cette cause sont très nombreuses : c'est ce qui fait les sociétés, les peuples, les mœurs des nations.

MORALITÉ DE L'HOMME. — L'homme seul pour qui tout annonce que l'univers a été créé, seul aussi est mis en rapport avec un ordre de choses au dessus de toutes les autres intelligences.

La morale, ou la science qui traite des mœurs, ne se borne pas à considérer les actions des hommes d'un œil indifférent, elle les compare avec des principes qui ne viennent ni du monde physique, ni des lois de l'organisation. Les actions de l'homme n'emportent pas plus de bien et de mal moral que les actions d'une machine électrique, s'il n'y a dans lui que la matière organisée et les lois qui régissent cette matière. Le tigre altéré de sang et ne vivant que de carnage, est aussi innocent que l'agneau ; le carnassier, qui dévore ses semblables ou ses propres enfans, comme cela arrive quelquefois, fait une action aussi indifférente en soi que l'herbivore qui se nourrit aux dépens d'un végétal, ou même que le végétal, qui s'assimile l'hydrogène.

CAUSE DE LA MORALITÉ. — Si la nature de l'homme nécessite l'état social, et que l'état social repose nécessairement sur des principes qui ne viennent pas du monde physique, il faut reconnaitre un ordre de vérités supérieures, vérités auxquelles l'homme est uni par son âme (1). L'action de l'âme sur le corps est aussi impénétrable que la création elle-même, ou que l'action de Dieu sur la matière. Cet ordre de choses métaphysique est considéré dans une science à part; cependant comme il s'enchaîne avec un grand nombre d'actions humaines, le physiologiste et le médecin doivent le prendre en considération autant que le législateur et que le philosophe (2).

(1) Saint Paul distingue trois choses dans l'homme, *Spiritus et anima et corpus* (épître aux Thessaloniciens, chap. 5, v. 23) : l'esprit, ou l'âme immortelle ; l'âme vivante, ou la vitalité qui meut l'animal ; et le corps.

(2) Nous avons dit que les premiers hommes ont transmis des impressions qui souvent ont fait remonter de la vue des effets aux motifs du premier être ; nous avons vu que dans ces traditions altérées se trouvait l'origine d'une foule de systèmes. Mais de ces traditions aussi viennent des vérités essentielles à l'existence de l'homme. Comme nous n'avons aucune connaissance qui n'ait son point de départ dans nos impressions, nous devons admettre que ces vérités ont été manifestées dès l'origine du monde, et conservées par la nécessité sociale. « Les philosophes grecs, dit un auteur savant, n'ont « fait que recueillir les traditions religieuses de la Chaldée, « de l'Egypte, de la Perse et de l'Inde. Ces traditions n'é- « taient elles-mêmes que les débris plus ou moins altérés « d'une révélation primitive faite au genre humain; car leur « identité, chez les différens peuples, prouve une origine « commune, et leur vérité, toujours mieux conservée à « mesure qu'on se rapproche de la source, ne permet pas « de douter que cette source ne soit une révélation divine.» La médecine ne peut pas être indifférente à cet ordre de choses élevé au dessus d'elle, mais avec lequel elle a d'aussi

Il est nécessaire d'admettre l'action réciproque du corps sur l'âme et de l'âme sur le corps, pour qu'il y ait bien ou mal moral. Cela n'empêche pas de reconnaître que toutes les actions matérielles de l'homme sont effectuées par son organisation, et que toutes les fonctions du règne organique sont dues aux mêmes lois.

CONDITIONS ORGANIQUES DU LIBRE ARBITRE. — C'est parce que chez l'homme tous les organes sont mieux limités, que les masses et les facultés cérébrales sont plus déterminées. L'homme est le plus ordinairement libre dans ses actions, vu l'équilibre qui existe entre ses fonctions cérébrales aussi bien qu'entre ses autres fonctions organiques ; sa volonté est déterminée par les préceptes d'une morale bonne ou mauvaise, et les impressions morales modifient son organisation : car, ainsi que l'action ou la soustraction des organes génitaux, développe ou atrophie le cervelet; ainsi les expansions cérébrales se développent ou s'atrophient, selon que la nutrition y est suractivée ou ralentie par l'effet d'une action lente ou active.

De même que des impressions morales très fortes peuvent suspendre toutes les fonctions vitales et occasionner la mort, de même certaines de ces impressions peuvent agir assez fortement sur les

nombreux rapports. La médecine touche à la morale par un grand nombre de points : toutefois, ces points de contact ne peuvent qu'être indiqués dans des traités spécialement réservés aux sciences naturelles.

expansions nerveuses qui les éprouvent, pour que l'action de ces expansions soit plus énergique que celle de toutes les autres et détermine toutes les actions; c'est ce qui produit ces changemens subits dans la conduite des hommes et quelquefois la folie.

Souvent l'homme n'est pas le maître d'empêcher que l'un de ses organes n'agisse avec violence : ce n'est que lorsqu'il y a réflexion, jugement, détermination, volonté et liberté morale qu'il y a vice ou vertu.

La liberté morale a souvent à surmonter de graves obstacles; « quod enim operor, non intel-« ligo, non enim quod volo bonum, hoc ago ; sed « quod odi malum illud facio. » (Saint Paul, *Epître aux Romains.*)

Du reste, l'action de l'âme ne peut nullement être localisée ni calculée, il suffit qu'elle soit reconnue.

CHAPITRE II.

DE L'UNITÉ ORGANIQUE CHEZ L'HOMME.

Plus les êtres se compliquent, plus leur unité se prononce ; cette unité doit être considérée dans l'homme où elle se trouve à son plus haut degré : ses sympathies sont plus nombreuses et plus variées que celles des animaux, ses actions sont encore déterminées par les impressions extérieures; mais plus que chez les animaux, elles sont déterminées surtout par la mémoire et par le jugement.

DÉFINITION DE LA RAISON. — L'homme, vu l'étendue de ses idées, saisit les rapports très éloignés des choses, rapports tout-à-fait inconnus aux animaux; enfin, en considérant l'action que son âme a dans ses fonctions intellectuelles, on a donné à l'ensemble de toutes ses fonctions d'intelligence, de mémoire, de comparaison, de jugement, de volonté, de détermination, de liberté morale, le nom de raison (1). C'est par sa raison que l'homme produit les plus grands résultats; c'est par elle qu'il exerce son empire sur la nature.

INFLUENCE DES IMPRESSIONS. — L'homme étant très impressionnable, les impressions le modifient sans cesse et souvent d'une manière très forte. Les impressions des climats ont produit à la longue les différentes races qui habitent le globe (2).

(1) D'après les acceptions dans lesquelles nous employons les mots raison et intelligence, on devrait encore, comme on l'a déjà fait, définir l'homme, un animal raisonnable; car la définition, intelligence servie par des organes, deviendrait applicable à tous les animaux supérieurs.

« Raison, faculté intellectuelle par laquelle l'homme est « distingué des bêtes. Dieu a donné la raison à l'homme « pour discerner le bien d'avec le mal. » (*Dictionnaire de l'Académie.*)

(2) Il sera très important, pour la pathologie et la théra-

COMPLICATION ORGANIQUE DE L'HOMME. — Si l'homme est le plus compliqué de tous les animaux sous le rapport du nombre et de la forme des organes, il offre aussi le plus de complication sous le rapport du nombre des tissus élémentaires des organes ; son anatomie générale et son anatomie descriptive sont les plus compliquées.

Dans le développement de l'embryon humain, les phénomènes de contraction sont très nombreux, c'est la contraction qui fait remonter la moelle épinière dans son canal, c'est elle qui fait réunir les deux parties du tronc par devant, etc.

DÉVELOPPEMENT ET DESCRIPTION DU MOI. — Les premières actions de l'enfant sont pour satisfaire ses besoins et sont des effets des affinités ; à mesure que son cerveau se forme et que les comparaisons s'établissent, ses actions deviennent plus dépendantes de son moi.

Le moi consiste dans les rapports fonctionnels de l'unité organique ; c'est l'action d'un être rapportant à lui-même ses impressions. Il n'y a pas de moi dans l'être simple, dont chaque partie a une vie individuelle, parce que cette partie ne saisit pas les rapports extérieurs, elle n'agit que par l'affinité. Le moi se prononce d'autant plus que l'être est plus compliqué et plus rapproché de l'unité ; aussi est-ce dans l'homme qu'il se trouve à son plus haut degré.

peutique, de tenir compte de toutes les impressions que peuvent éprouver les malades.

C'est le système nerveux qui établit les rapports
de l'organisme, et qui forme l'individualité en raison de son développement et de sa concentration.
« C'est dans le système nerveux que résident les
« forces, les facultés dont l'association constitue
« la personnalité de chaque animal. » (*Anatomie
des systèmes nerveux des animaux à vertèbres*,
par MM. Magendie et Desmoulins.)

CAUSES DU DÉVELOPPEMENT ET DE L'ALTÉRATION
DES FACULTÉS INTELLECTUELLES. — Le développement des facultés intellectuelles est en raison de
la vitalité qui se dégage dans la substance cérébrale,
ce dégagement est en raison de l'état organique
de cette substance; ainsi dans le cerveau trop liquide de l'enfant ou dans celui trop solide du vieil-
lard, le dégagement sera moindre pour les raisons
déjà exposées. « Il reste, ce me semble, parfaite-
« ment démontré (dit M. de Blainville) qu'il y a
« des altérations dans la consistance des diverses
« parties du cerveau, dans beaucoup de cas de
« maladies mentales. » (*Cours de physiologie générale et comparée.*)

MANIÈRE DONT SE PRODUIT LA TROP GRANDE CON-
DENSATION DES ORGANES. — Toutes les fois qu'un
organe est impressionné et produit une action énergique, sa nutrition étant activée, sa circulation s'active, la masse du liquide nutritif en plus dans cet
organe est en moins dans les autres : ainsi quand
les fonctions cérébrales sont activées, les fonctions
des autres organes sont ralenties; si ces fonctions

cérébrales correspondent aux besoins des organes, les fonctions de ces organes seront également activées; mais si cette action est trop rapide pour que les matériaux extérieurs puissent être assimilés, la vitalité sera dégagée par les matériaux de l'individu, et la réparation n'étant pas en rapport avec les pertes, l'être diminuera; et comme ce sont les matériaux les plus liquides qui auront été employés, après cette action l'être sera relativement plus dense qu'auparavant, il aura vieilli.

CHAPITRE III.

DU SOMNAMBULISME ET DU MAGNÉTISME.

L'état de sommeil présente chez l'homme un phénomène très remarquable, le somnambulisme : alors les actions extérieures sont produites par la mémoire, et les rapports extérieurs sont saisis par le toucher dont l'action est beaucoup plus développée, vu l'inertie plus ou moins complète des autres sens. Cet état insolite fait que les sensations perçues alors ne sont plus mises en rapport avec les sensations ordinaires, dans l'état de veille; d'où résulte que pendant la veille la mémoire n'en est

pas présente. Ne serait-ce pas à l'impression produite sur l'organe général du tact pendant l'état
de veille, et à l'augmentation de la sensibilité de la
surface externe, que seraient dus les phénomènes du
sommeil et du somnambulisme magnétiques?

CHAPITRE IV.

RAPPORTS ENTRE LA COMPLICATION ORGANIQUE DE L'HOMME ET LE NOMBRE DE SES MALADIES.

L'homme étant de tous les animaux celui dont
le système nerveux est le plus développé, celui
dont la sensibilité est la plus grande, celui qui reçoit le plus grand nombre d'impressions, qui produit le plus d'actions, celui dont l'organisation est
la plus compliquée, dont les organes sont le mieux
déterminés, et dont l'unité organique est la plus
prononcée, est aussi celui dont l'organisation doit
éprouver le plus de modifications et d'altérations.

LIVRE SEPTIÈME.

PATHOLOGIE.

CHAPITRE PREMIER.

GÉNÉRALITÉS.

Les altérations pathologiques des êtres organisés, eussent pu être considérées avec les différentes modifications organiques de ces êtres (1) : mais comme on a coutume de faire de la pathologie une science à part, en les rapprochant il sera plus facile de les comparer avec celles de l'homme.

(1) N'est-ce pas à tort qu'on a considéré les maladies comme des désordres dans la nature ? Ne peut-on pas affirmer qu'elles sont normalement des effets des causes physiques, de la succession des phénomènes vivans, et de leur modification par ces causes. Un organisme malade est toujours un organisme vivant; quelles que soient les modifications qu'il présente, ce sont toujours les mêmes lois qui le régissent. Ainsi, tous les phénomènes organiques peuvent être considérés à la suite les uns des autres dans un traité général, aussi bien qu'ils peuvent être séparés dans des traités spéciaux.

CAUSES PREMIÈRES DES MODIFICATIONS ET ALTÉ-
RATIONS PATHOLOGIQUES. — Toutes les modifications et altérations pathologiques doivent leur
origine aux influences et aux actions des agens
extérieurs ; l'organisation différente des êtres
vivans et les circonstances variées où ils se trouvent, occasionnent de grandes différences dans
leurs modifications et leurs altérations.

Les modifications et les altérations pathologiques doivent offrir d'autant plus de simplicité,
qu'on les examine chez les êtres les plus simples, et
d'autant plus de complications qu'on les examine
chez les êtres les plus composés. Les causes des
maladies sont plus faciles à apprécier chez les végétaux que chez les animaux (1).

Les modifications et altérations pathologiques
doivent être regardées comme provenant des
substances nutritives, des agens d'impression selon
qu'ils sont en plus ou en moins, des agens organiques de décomposition, des agens chimiques de
décomposition, et des agens mécaniques de décomposition.

(1) D'après la définition que nous avons donnée de la
douleur, l'expression de pathologie ne peut pas être appliquée au règne végétal.

CHAPITRE II.

MODIFICATIONS ET ALTÉRATIONS DES VÉGÉTAUX.

ATROPHIE. — Les végétaux qui absorbent beaucoup par les racines, placés dans un sol sans humidité, ne croissent qu'avec une extrême lenteur, ils manquent de liquide organisable, leur tissu contient peu de carbone et beaucoup de matières terreuses, leurs fonctions sont enrayées par la solidification avant le temps ordinaire : ces plantes manquent de développement, souvent les branches des individus mal nourris au lieu de porter un bouton à leur extrémité, s'alongent en pointe acérée, cet état peut être désigné par le terme d'atrophie.

HYPERTROPHIE. — Quand les sucs se portent en trop grande abondance aux organes de la génération, ils transforment les étamines et les pistils en pétales, c'est l'assimilation à l'excès, premier phénomène d'hypertrophie.

EFFETS PRODUITS PAR LE DÉFAUT, ET PAR L'EXCÈS D'HUMIDITÉ. — Un air sec dessèche les plantes et plus rapidement celles qui se nourrissent davantage par les feuilles. Un sol trop humide est contraire

13

aux plantes bulbeuses, il fait tomber leurs ognons en pourriture ; la racine bulbeuse assimile à l'excès, se divise, ses sucs nourriciers se mêlent au liquide ambiant, sont remplacés par lui, les matériaux vitalisés manquent, et les influences physiques font de plus en plus rentrer le tissu organisé sous les lois inorganiques.

ACTION DU FROID. — Le calorique est indispensable à la végétation, le froid la suspend quand il est modéré. (Chez les végétaux, comme nous l'avons dit, la vitalité n'est pas assez concentrée pour que l'impression instantanée du froid active la nutrition.) Quand le froid est excessif, il congèle l'humidité des tissus et occasionne des déchiremens internes.

EFFETS DU DÉFAUT DE LUMIÈRE. — Lorsque les parties vertes des plantes sont privées des rayons directs de la lumière elles cessent de décomposer l'acide carbonique, le principe saccarin se développe, il ne se forme que peu ou point d'huile, de résine, de ligneux. Les tiges s'alongent sans se fortifier, etc., c'est l'étiolement.

DÉPÉRISSEMENT. — Lorsque les êtres organisés perdent les conditions de leur nutrition, la composition cesse d'être en raison de la décomposition, ce qui produit l'amaigrissement.

ACTION SUR LES VÉGÉTAUX DE CERTAINS AGENS ORGANIQUES.—Certaines excrétions et certains produits végétaux font périr les plantes qui leur sont étrangères, lorsqu'ils sont mêlés aux liquides nour-

riciers de ces plantes ; la sensitive arrosée avec une
solution opiacée ne redresse plus ses feuilles. Il y a
altération toutes les fois que l'impression soustrait
la vitalité avec plus de rapidité, que les combinaisons de la nutrition ne peuvent s'effectuer. Cette
loi se manifeste dans la circonstance que nous venons de rapporter.

Les agens organiques de décomposition peuvent
aussi s'opposer, chez les végétaux surtout, aux combinaisons de la chimie vivante par des affinités dues
aux lois inorganiques (car plus les êtres sont simples, plus ils sont sous la dépendance des agens
physiques) ; en cela, leur action ne différerait de
celle des agens chimiques que du plus au moins :
en plongeant un végétal vivant dans l'acide sulfurique, il est décomposé.

ACTION DES AGENS CHIMIQUES ET MÉCANIQUES. —
Les agens chimiques de décomposition sont les
eaux chargées de principes en décomposition, où
se dégagent des acides, les vapeurs des volcans, etc.;
selon que ces différens principes sont portés avec
plus ou moins d'abondance dans le tissu végétal,
ils détruisent plus ou moins rapidement, plus ou
moins complétement les affinités vitales.

M. Orfila cite à cet égard un fait remarquable
observé par M. Philipps : « Une branche d'un jeune
« peuplier près des racines duquel on avait ré-
« pandu de l'oxide de cuivre, ayant été coupée
« quelque temps après, la lame du couteau
« était recouverte de cuivre dans une largeur

« précisément égale à celle de la branche : l'ab-
« sorption de l'oxide métallique détermina bientôt
« le dépérissement de l'arbre. » Dans les végétaux
les parties étant souvent peu dépendantes les unes
des autres, l'action des agens chimiques peut se
borner à des altérations plus ou moins locales.
C'est ce qui a lieu plus souvent encore dans l'action des agens mécaniques de décomposition :
ainsi les vents et les tempêtes brisent les branches
des arbres, la foudre frappe leurs cimes ; la grêle
meurtrit les parties vertes des végétaux. L'eau sé-
journant sur la blessure d'un arbre dissout peu à
peu ses couches ligneuses, quelquefois les troncs
des arbres sont entièrement creusés de cette manière pendant que leur enveloppe continue à vé-
géter avec vigueur et produit des branches et de
verts feuillages.

ACTION DE CERTAINS VÉGÉTAUX SUR CERTAINS
AUTRES. — Plusieurs végétaux parasites sont pour
d'autres végétaux des causes nombreuses de maladies, ils se développent aux dépens de leur fluide
nourricier, enrayent leurs fonctions organiques.
Enfin un grand nombre de végétaux sont détruits
par les animaux qui en font leur nourriture ; ce
phénomène se représentera dans le règne animal
où beaucoup d'individus se nourrissent aux dépens
d'autrui, car, comme l'a dit un naturaliste, les uns
sont faits pour être mangeurs et les autres pour
être mangés.

CHAPITRE III.

MODIFICATIONS ET ALTÉRATIONS DES ANIMAUX INFÉRIEURS.

Les espèces animales qui ont fait le sujet des observations pathologiques sont peu nombreuses.

POLYPES. — Les animaux inférieurs, tels que les polypes composés dont le tronc commun, comme celui de certains végétaux, se détruit à mesure que les parties environnantes se reproduisent, ne doivent être soumis qu'à des maladies très simples.

VERS. — Les vers paraissent avoir une organisation facilement altérable.

INSECTES. — Chez les insectes, le défaut dans le développement devient appréciable. Dans plusieurs espèces il y a arrêt dans ce développement, ce qui produit les neutres.

REPTILES. — Les physiologistes ont fait sur les reptiles et même sur les oiseaux, des expériences qui prouvent que leur système nerveux est peu dépendant de l'influence centrale du cerveau. Spallanzani a vu des crapauds mâles, après qu'il leur avait tranché la tête , remplir encore les fonctions de la génération auprès de leurs femelles.

CHAPITRE IV.

PATHOLOGIE DES ANIMAUX SUPÉRIEURS.

Malgré que la pathologie vétérinaire ait pris son point de départ dans la médecine humaine , cependant il est aisé d'y remarquer une moins grande complication de phénomènes.

Les altérations pathologiques , considérées quant à leurs symptômes, ont été appelées maladies, quant aux changemens survenus dans l'organisation, elles ont été regardées le plus souvent comme cause et quelquefois comme effet des maladies ; ces changemens considérés après la mort ont donné lieu à l'anatomie pathologique.

Défauts de formation chez les mammifères.

LOIS DE CONTRACTION ADDITIONNELLE. — En considérant combien est compliquée l'organisation des mammifères , combien de modifications s'opèrent dans leur embryon , depuis l'état amorphe jusqu'au

développement complet du fœtus, tous ces degrés
de l'échelle organique qu'il parcourt, toutes ces
superpositions et toutes ces conjonctions qu'il
effectue, on doit convenir qu'il faut que les conditions qui président aux harmonies de la nature
soient bien fixes, pour que ces harmonies soient
si rarement troublées.

« Plus on étudie (dit M. Serres) les embryons
« des animaux et de l'homme, plus on trouve que
« la formation des organes est graduelle et suc-
« cessive; chaque pas que l'on fait dans cette
« partie si élevée de l'anatomie, atteste que les or-
« ganes sont d'autant plus fractionnés que l'em-
« bryon est plus jeune, que la juxtaposition de ces
« matériaux d'abord isolés, ou l'addition de cou-
« ches nouvelles sur des couches déjà existantes,
« est le mécanisme primitif de leur accroissement;
« enfin que les matériaux des organes se compor-
« tent en s'unissant comme si une affinité propre
« présidait à leur arrangement, chaque tissu orga-
« nique, chaque partie d'organe se dirigeant vers
« la partie et le tissu qui lui est homogène, et ne
« s'unissant qu'à elle.

« Ainsi les nerfs vont rejoindre les nerfs, les
« artères se portent sur les artères, les veines sur
« les veines, les noyaux osseux sur les os, les frag-
« mens du rein sur le petit rein central : jamais
« le rein ne se réunit au foie, à l'ovaire ou à la
« matrice ; jamais un nerf et une artère ne se joi-
« gnent ensemble. On croirait en suivant ces for-

« mations, assister à une cristallisation régulière
« de divers sels dont les molécules homogènes
« s'attirent, tandis que les hétérogènes se repous-
« sent et cela sous l'influence de la vie. » (*Recher-*
ches d'anatomie transcendante et pathologique.)

PRINCIPAUX MODES D'APRÈS LESQUELS L'ORDRE
ORDINAIRE EST TROUBLÉ DANS LA FORMATION DES
ÊTRES SUPÉRIEURS. — L'ordre ordinaire dans la
formation des êtres supérieurs est troublé par
défaut, par transposition, par excès.

Le système circulatoire étant le premier qui se
manifeste, est aussi le premier, ainsi que l'a prouvé
M. Serres, dont l'absence ou l'excès exerce une
influence sur les autres.

Les anomalies de formation ou monstruosités
par défaut sont dues à un arrêt de développement,
atrophie, dans certaines parties de la pulpe embryonaire. Tandis que les monstruosités par excès
peuvent être considérées, les unes comme des additions de deux êtres se pénétrant mutuellement
et se confondant dans certains organes tandis que
d'autres restent séparés, les autres comme des
hypertrophies survenues dans l'être encore simple, hypertrophies si communes chez les êtres
inférieurs.

« Une loi qui comprend aussi bien l'état normal
« que les conditions d'irrégularité, consiste dans
« la coïncidence fréquente des développemens
« exagérés d'une partie avec la dégradation d'une
« autre. (MECKEL.)

Ce dernier phénomène est très fréquent chez les végétaux, les branches dites gourmandes se trouvent dans des conditions plus favorables, absorbent une grande quantité de sucs nutritifs, et se développent à l'excès, pendant que les autres parties ont en moins ce qui produit cet excès et s'atrophient.

CHAPITRE V.

PATHOLOGIE DE L'HOMME.

Les altérations pathologiques chez l'homme et chez quelques animaux élevés, où seulement elles ont été étudiées avec soin, présentent des phénomènes très complexes, qui ont donné lieu à plusieurs considérations différentes et à des distinctions souvent arbitraires.

Un grand nombre d'états organiques permettant l'exercice des fonctions d'une manière peu différente de l'état normal, sont souvent considérés comme cet état lui-même, ce qui met beaucoup d'obscurité sur les causes premières des maladies.

ACTION DES INFLUENCES EXTÉRIEURES. — Il faut donc d'abord considérer l'action des influences ex-

térieures modifiant l'organisation , ce qui donnera
une idée précise de ce que l'on a appelé causes pré-
disposantes, prédispositions.

Après ces considérations premières, on se rendra
facilement compte de l'action des agens extérieurs
déterminant toutes les altérations des fonctions et
des organes. Il est d'autant plus facile de reconnaître l'action des agens extérieurs que l'édifice
des entités morbides a été renversé dans ces temps
modernes.

Les Anciens avaient déja porté à un très haut
point l'observation de ces influences. « *Mutationes*
« *anni temporum maximè pariunt morbos ; et in*
« *ipsis temporibus mutationes magnæ tum frigo-*
« *ris tum caloris et cætera pro ratione eodem*
« *modo*, etc. » (Hippocrate.)

Différentes conditions des substances nutritives.— Les substances nutritives sont en défaut ou
en excès , ou altérées ; les différentes conditions de
ces substances peuvent se trouver avec des conditions différentes des agens d'impression organiques,
chimiques ou mécaniques.

Effet des influences défavorables.—L'homme
qui n'a qu'une nourriture végétale dont l'action
impressionnante est très faible , s'il se trouve d'ailleurs sous l'influence d'impressions morales favorables , si les circonstances extérieures lui sont avantageuses sous le rapport de l'atmosphère , de l'ha-
bitation , du climat, si ses actions extérieures sont
actives ainsi que le nécessite un travail mécanique :

chez cet homme l'exercice activant toutes les fonctions rendra inutiles des impressions plus fortes portées dans l'intérieur des organes par le liquide nour-
cier, tandis que ces impressions seront nécessaires
pour celui dont l'action extérieure sera moindre,
qui se trouvera dans une atmosphère humide, qui
sera privé de l'impression de la lumière.

Lorsque les circonstances ne pourront plus s'é-
quilibrer entre elles, qu'un certain nombre de circonstances défavorables se trouvera réuni, alors
l'individu sera détérioré dans son organisation;
ainsi la lumière cessant d'impressionner, les fonctions seront ralenties : si à cela se joint l'humidité,
les produits des sécrétions ne seront plus volatilisés,
l'inaction ralentira encore la nutrition, le défaut
d'impression de la part des alimens fera que les
organes agiront peu sur eux, et qu'ils passeront
sans être assimilables ni assimilés ; s'ils contiennent
peu de principes nutritifs, la nutrition sera encore
plus insuffisante. Les êtres dont les organes sont
multiples doivent trouver dans leurs alimens un
nombre d'élémens correspondant à leurs compositions, c'est ce que M. Magendie a démontré par
des expériences directes.

EFFET PRODUIT PAR CERTAINS ALIMENS. — Lorsque certains alimens, contenant des principes spéciaux à l'excès, sont portés trop exclusivement
dans l'organisation, ces principes vont encombrer
les organes ou précipiter les fonctions d'excrétion;
« chez l'homme, un régime trop fortement azoté

« donne naissance à une sécrétion surabondante
« d'acide urique, soit dans les reins, soit dans
« d'autres parties où il ne s'en forme pas ordinai-
« rement. »

EFFET DU RALENTISSEMENT DE LA NUTRITION.
— TEMPÉRAMENT LYMPHATIQUE. — De même que
chez les êtres les plus élevés l'action de la nutrition
est plus rapide et spécialise plus les organes, de
même la nutrition étant ralentie, les êtres élevés se
rapprochent des êtres inférieurs, et leurs organes
de l'homogénéité. La vitalité en plus qui produit les
forces animales se trouve diminuée en raison directe
du ralentissement de la nutrition, le sang se rapproche des fluides blancs des premiers animaux, la
lymphe, qui est moins vitalisée que le sang, se trouve
en plus grande abondance et dilate ses vaisseaux :
tel est l'état organique qu'on a désigné sous le nom
de tempérament lymphatique ; il se trouve exister
à des degrés très divers.

HYPÉRÉMIES PASSIVES.—SCROPHULES. — Sous ces
influences se développent un grand nombre d'altérations, les hypérémies passives, les scrophules, des
ramollissemens, etc. « C'est se fonder (dit M. An-
« dral) sur une raisonnable analogie, et ne point
« s'écarter des lois d'une saine philosophie, que
« d'admettre que dans tous les cas où les principaux
« agens de la vie, le sang et le système nerveux, ne
« nourrissent et n'excitent plus suffisamment les or-
« ganes, la force toute vitale d'agrégation par la-
« quelle sont réunies les différentes molécules des

« tissus vivans, cette force, dis-je, cesse d'avoir son
« intensité physiologique ; de là , diminution de la
« cohésion de ces tissus et leur ramollissement
« plus ou moins considérable, depuis le degré où,
« comme on le dit vulgairement , il y a flaccidité
« des chairs, jusqu'à celui où, perdant les caractères
« de l'organisation, le solide tend à devenir liquide.»
(*Clinique médicale* , 3ᵉ. édition.)

TUBERCULES. — Sous les influences dont nous
venons de parler, les matériaux propres à chaque
organe n'étant pas séparés, les produits des sécrétions déposent ces matériaux dans les organes qui
n'ont pas assez de vitalité par rapport à leurs fonctions circulatoires. Il n'y a pas assez de vitalité dans
les poumons pour éliminer le phosphate calcaire
qui y passe en plus grande quantité dans le torrent
de la circulation ; le mouvement moléculaire de
contraction en sens inverse de l'impression ne peut
s'effectuer lorsque la vitalité n'est pas assez concentrée. MM. Thénard et Dulong ont prouvé par des
analyses exactes, que la matière élémentaire des tubercules est composée de phosphate et de carbonate
de chaux dans les mêmes proportions qu'on l'observe dans les os des animaux (1). Ainsi la phthisie

_____

(1) « Ainsi, dit M. Andral, que le produit de la sécrétion
« perspiratoire dont il paraît être une altération , le tubercule
« peut se former partout. Le tissu cellulaire me paraît être,
« toutefois, l'élément anatomique où il est le plus ordinai-
« rement sécrété , soit le tissu cellulaire libre , soit celui qui

tuberculeuse, les scrophules, le rachitisme, l'ostéo-
sarcome, etc., etc., peuvent être regardés comme
dus à l'action des mêmes causes ; toutes ces altérations peuvent être produites à volonté sur les animaux (1). Sous ces influences la structure des or-

« est combiné dans les divers organes avec les divers élémens
« anatomiques qui les constituent. » (*Précis d'anatomie pathologique.*)

(1) Les globules sanguins, séparés du corps de l'animal,
subsistent tant qu'ils contiennent assez de vitalité pour avoir
un centre d'attraction ; quand ce centre d'attraction est détruit, les globules se confondent ; souvent ce centre d'attraction se trouve très affaibli pendant la vie, comme chez les
scrophuleux, chez les scorbutiques, dans certaines gangrènes, dans le charbon.

La section du nerf pneumogastrique, en affaiblissant l'action hématosique, affaiblit le centre d'attraction des globules
sanguins. M. Dupuis a produit le charbon, chez des animaux, par la section du pneumogastrique ; le sang de ces
animaux charbonnés, injecté dans les veines d'animaux de
même espèce, a développé la même maladie.

Ce centre d'attraction des globules sanguins se trouve encore détruit ou affaibli par la cause de la mort ; ainsi il n'existe
plus après la mort due à l'électricité, parce qu'alors la vitalité
en plus a été soustraite par une impression générale et moléculaire.

« Pour juger avec plus de rectitude de la cause de ce
« mouvement moléculaire du liquide sanguin, j'inclinai
« doucement le vase, et je versai sur le bout immobile d'une
« planche la moitié du sang contenu dans le verre. A l'œil
« nu, puis à l'aide d'une loupe ordinaire, je vis, non sans
« une agréable surprise, que chaque globule ou molécule de

ganes est modifiée, leurs affinités sont changées, des tissus différens de l'état normal sont développés qui ont leur mode d'existence spécial; comme

« ce sang était doué d'un mouvement particulier d'une sorte
« de vie qui lui était propre, et qui ne pouvait dépendre de
« l'action circulatoire, puisque ces globules s'agitaient en
« sens différens, souvent opposés, et semblaient graviter les
« uns sur les autres. A mesure que le sang prenait de la
« consistance et se préparait à se prendre en caillot, le
« mouvement de ces globules était plus difficile et laissait à
« sa suite une sorte de traînée ou de sillage dans la partie
« séro-albumineuse du sang étrangère à ce mouvement. Je
« pensai que dans les recherches microscopiques de Leu-
« wenhoeck et autres savans de cette date, on avait pris ce
« mouvement des globules du sang et leurs traînées pour
« des animalcules microscopiques, à l'existence desquels il
« n'est plus permis de croire aujourd'hui. J'avais trouvé que
« le mouvement des globules du sang était peu ou point sen-
« sible dans le sang veineux; qu'il l'était dans le sang arté-
« riel, surtout de la temporale, en raison directe de la
« vigueur et des propriétés vitales de l'animal. Dans un che-
« val arabe du prince de Neufchâtel, le sang artériel de
« l'artère temporale avait des mouvemens globulaires très
« sensibles à l'œil nu, pendant dix à onze minutes; ces mou-
« vemens ne se sont remarqués ni dans la lymphe, ni dans
« le chyle. Dans les chevaux épuisés par des maladies ady-
« namiques, par des opérations cruelles, par l'abstinence,
« notamment dans les chevaux atteints de fièvres charbon-
« neuses, dans ceux destinés aux dissections ou sacrifiés aux
« opérations, à quelques exceptions près, ce mouvement
« globulaire du sang artériel était peu ou point apercevable. »
(GODINE jeune, *Journal de médecine vétérinaire.*)

ces tissus se rapprochent des degrés inférieurs de l'échelle, ils sont plus dépendans des influences extérieures.

Maladies héréditaires.— Les modifications des animaux supérieurs se transmettent par génération : d'après Meckel, en coupant la queue à plusieurs générations successives, on finit par avoir des chiens qui naissent sans queue. De même les animaux dont l'organisation est altérée produisent des descendans qui ont une disposition héréditaire; il y a continuation dans la reproduction de cet état développé par des causes extérieures dans lequel l'être semble descendre l'échelle pour se rapprocher de l'homogénéité. L'animal qui naît de parens tuberculeux ne naît pas avec des tubercules dans les poumons, mais ces tubercules se développent plus tard par l'effet de sa disposition originelle.

« Ne serait-ce pas du sang (dit M. Andral) que « pourrait provenir cette matière du squirrhe « qui apparaît à la fois comme un dépôt dans une « foule de points du corps, qui se reproduit là où « elle a été enlevée, que ne précède souvent au- « cune altération appréciable de texture dans les « parties qui en sont le siége. » (*Précis d'anatomie pathologique.*)

De quelques circonstances d'hypertrophie et d'atrophie. —Quand les substances nutritives sont en excès, que l'être ne dégage pas autant de vitalitéqu'il en concentre, alors les organes les plus exercés acquièrent un développement anormal;

c'est dans ces circonstances si fréquentes que le muscle central de la circulation qui agit nécessairement s'hypertrophie ; c'est dans ces circonstances que naît cette pléthore qui menace d'encombrer le premier organe qui recevra une impression insolite. C'est encore dans ces circonstances que le liquide nutritif étant trop abondant pour passer par toutes les combinaisons qui dégagent la vitalité, s'accumule sous des états moins animalisés, et forme ces amas graisseux qui, par la compression qu'ils exercent, atrophient les organes où ils se développent continuellement : ici il faut se rappeler que dans les premiers animaux il y a des mouvemens extérieurs sans qu'il existe de fibres musculaires ; chez les êtres supérieurs des muscles passés à l'état graisseux se contractent encore : la contraction a lieu de la même manière que chez les polypes.

INFLUENCE DES HABITUDES. — Les habitudes (1) sont aussi une cause d'altérations pathologiques : c'est ainsi que les soins excessifs d'éviter toute impression un peu désagréable font que la moindre action, impressionnant d'une manière insolite, produira des contractions violentes et désordonnées, des convulsions.

CONDITIONS PHYSIOLOGIQUES QUI FAVORISENT L'AC-

(1) Ce que l'on appelle habitude est une modification lente et intime de l'organisation, dont la cause a été souvent répétée, ou long-temps continuée.

14

TION DES CAUSES DÉLÉTÈRES. — Certains états physiologiques rendent aussi plus actives les causes d'altération. Il y a sous ce rapport une grande variété dans les différences des âges, des sexes, des constitutions, etc. Ce sont les prédispositions organiques qui font que certains individus cèdent à des influences auxquelles d'autres résistent.

INDURATIONS. — EXOSTOSES. — La composition n'est pas toujours en raison directe de la décomposition et *vice versá* : dans l'accroissement, dans l'hypertrophie, la composition est en plus ; dans l'atrophie, elle est en moins. L'assimilation de certains matériaux de composition varie selon les circonstances. Dans une impression faible et continue les fluides sont excrétés et les solides s'accumulent ; les indurations doivent leur origine à un liquide fibrineux ou albumineux qui se concrète. Une pression douloureuse exercée sur le derme produit l'épaississement de l'épiderme, l'impression causée par les décomposions morbides dans la syphilis produit des exostoses, etc.

FORMATION DU PUS. — ULCÉRATION. — Toutes les fois que, dans le tissu d'un organe, des matériaux non constituans seront en excès, ils produiront une impression ; l'action de décomposition sera activée, la composition empêchée, par l'effet de la compression qu'ils exerceront ; les phénomènes de l'hypérémie active seront suivis de la formation du pus. Les mouvemens de nutrition sont d'autant moins rapides que les organes sont moins vitalisés, ce qui les fait céder davantage à l'action de décomposition : tel est le tissu cellulaire dans le phlegmon ; cela est vrai même pour les os qui cèdent à la pression des artères, à celle du cerveau, etc. Toutes les fois que la composition ne sera pas en raison de la décomposition, parce que les matériaux de nutrition manqueront ou seront altérés, il se formera ulcération. « Lorsqu'au milieu d'un tissu, dit M. Andral, s'opère « une résorption telle de ses molécules que, là « où a lieu cette résorption insolite, le tissu disparaisse, il en résulte une solution de continuité « qu'on appelle ulcération. »

RALENTISSEMENT DE LA NUTRITION. — SYNCOPE. — Toute impression soustrait la vitalité et active la nutrition ; mais la syncope pourra arriver parce que la composition ne sera pas assez active pour remplacer la vitalité dégagée, elle durera jusqu'à ce qu'une impression nouvelle, soit interne soit externe, agisse sur les organes.

ACCÉLÉRATION DE LA NUTRITION. — FIÈVRE. — Sous l'influence d'une impression, même morale, la décomposition étant activée, la nutrition s'active, le cœur bat plus rapidement ; la nutrition étant plus active, la chaleur est produite en plus ; les matériaux de décomposition étant en plus grande quantité, les sécrétions et les excrétions des surfaces tégumentaires sont augmentées : de là la sueur, des urines différentes de l'état normal, les enduits des membranes muqueuses, etc., enfin tous les phénomènes

de l'état fébrile ; que de noms différens ont été
donnés à cet état morbide !

DE L'HUMORISME ET DU SOLIDISME. — L'humorisme et le solidisme (les deux grandes divisions du
monde médical) se confondent dans le mouvement
moléculaire de la nutrition.

DE L'ALTÉRATION DE FONCTION ET DE L'ALTÉRA-
TION D'ORGANE. — L'altération de fonction précède souvent l'altération d'organe (1), ainsi la suppression de la transpiration occasione la pneumonie,
l'angine, la diarrhée, etc.; parce que l'excrétion de
la peau étant en moins, celle des muqueuses, ou
des séreuses, se fait en plus, et que leur action
étant augmentée, souvent elles s'hypérémient sui-

(1) « Ce serait, dit M. Chomel, avoir une idée inexacte de
« la maladie, que de penser qu'elle consiste dans les phéno-
« mènes qui décèlent sa présence. Ces phénomènes sont liés
« à une lésion intime des fonctions, et par conséquent des
« organes. Il y a plus : l'essence des maladies est distincte de
« la lésion organique qu'on reconnait à l'examen du cadavre,
« à moins que celle-ci ne soit l'effet d'un agent physique ou
« chimique. Entre l'hépatisation du poumon, par exemple,
« et les causes qui la provoquent, il se passe quelque chose
« qui nous échappe ; il en est de même de toutes les lésions
« qu'on rencontre à l'ouverture des corps : loin d'être la
« cause première de tous les phénomènes qu'on a observés,
« elles sont elles-mêmes l'effet d'un trouble particulier dans
« l'action intime des organes. » (*Elémens de pathologie générale*. 2ᵉ édition.)

vant leurs prédispositions et l'action des circonstances extérieures.

Maladies locales. — Les phénomènes morbides sont localisés 1° par l'effet d'une action extérieure directe sur un organe déterminé, ainsi une
contusion est suivie de différens accidens dans l'en-
droit contus ; une épine enfoncée dans un tissu y
détermine l'hypérémie active, etc., etc.; 2° par la
sympathie qui existe entre un organe impressionné
et un autre organe ; c'est ainsi que dans la névralgie, un nerf souffrant, le correspondant devient
douloureux sympathiquement; 3° par le défaut d'é-
quilibre entre les organes ou entre leurs fonctions,
ainsi un organe trop exercé se développe à l'excès;
tel est le cœur dans la pléthore habituelle : des
poumons altérés par une prédisposition organique,
par le développement de tubercules, par exemple,
ne pourront plus suppléer aussi facilement à l'excrétion de la peau dans une suppression subite de la
transpiration cutanée ; la rapidité de leur nutrition
ne pourra plus être en rapport avec l'impression
qu'ils recevront de la part des matériaux d'excrétion : alors surviendront les phénomènes de l'hypérémie active.

Dans l'hypérémie active les fonctions des organes hypérémiés seront suspendues ou modifiées, ce qui produira différens phénomènes de
sympathies ; ainsi l'hypérémie du cerveau, selon
ses différens degrés, selon sa durée, aiguë ou
chronique, selon son étendue, selon son siége,

sa cause, etc., produira les phénomènes de l'i-
vresse, l'apoplexie, le délire, la folie, la mono-
manie, etc.

Il y a toujours dans tout phénomène morbide
une action organique générale provoquée soit par
une action locale sur un organe, soit par un modi-
ficateur qui agit plus ou moins complétement sur
tout l'organisme : c'est par cette action générale
que l'organisme à son tour produit ses modifications, soit générales, telles que la fièvre, différentes excrétions, etc., etc. ; soit locales, telles que
l'hypérémie active d'un organe contus ou divisé,
d'un os fracturé, etc. Il y a dans les phénomènes
morbides comme dans tous les phénomènes organiques, la métamorphose, par exemple, une
action générale produisant un résultat spécial. Il est
facile d'indiquer ici le point de départ des essentia-
listes et celui des localisateurs : les premiers n'ont
envisagé que l'action générale, que la cause des
résultats de cette action; et les seconds n'ont considéré que l'action locale et n'ont tenu compte que
de l'effet matériel.

Dans tous les cas d'action directe sur un organe,
il est évident que l'affection locale est le point de
départ de la maladie, de même aussi qu'il est
évident que le point de départ des maladies ne
doit pas toujours être cherché dans les organes.
Ainsi dans les premiers temps de l'incubation, lorsque les courans commencent à s'établir, la pulpe
vivante de l'œuf peut être affectée de maladie et

certainement, dans cette circonstance, il est impossible de localiser l'affection puisque les organes n'existent pas encore. L'organisme vivant peut donc généraliser les affections locales, comme il peut localiser les affections générales.

MODIFICATIONS NON HYPÉRÉMIQUES. — Il peut y avoir déviation dans les fonctions nutritives sans qu'il y ait hypérémie; c'est ce qui a lieu dans un grand nombre d'aliénations mentales. La castration amène l'atrophie du cervelet. Beaucoup d'aliénations mentales devant provenir de ce que la nutrition est simplement accélérée ou retardée dans la substance cérébrale, il doit arriver aussi, dans ces circonstances, que cette substance n'offrira après la mort aucune altération appréciable.

ADYNAMIE. — Toutes les fois que la vitalité sera en plus dans un organe ou dans un système, elle sera en moins dans les autres : de là l'adynamie qui n'est souvent qu'une manifestation trompeuse.

SENSIBILITÉ PROVOQUÉE PAR DES ORGANES OÙ L'ON N'A PAS DÉCOUVERT DE NERFS. — La sensibilité que font remarquer certains organes où l'anatomie n'a pas découvert de nerfs, peut venir de ce que l'impression sur ces organes soustrait la vitalité jusqu'aux extrémités nerveuses par le moyen des tissus intermédiaires dont la vitalité est également soustraite; c'est ainsi qu'un nerf après avoir été divisé continue à transmettre les impressions par le moyen d'un tissu de nouvelle formation, formant une cicatrice qui réunit ses extrémités et dans laquelle il n'y a pas de pulpe nerveuse; dans les premiers animaux la vitalité est soustraite sans qu'il y ait de système nerveux.

DÉGRADATION DES ÊTRES PAR L'EFFET DES MALADIES. — Les êtres en s'altérant descendent l'échelle (1), l'anatomie pathologique peut indiquer des rapports entre les organes altérés des êtres supérieurs et ces mêmes organes à l'état sain dans les êtres moins élevés : telle est l'adhérence des deux plèvres dans laquelle ces organes transformés en tissu cellulaire unissent les poumons aux côtes, cet état est normal chez les oiseaux.

SYMPATHIE ENTRE LES ORGANES MALADES. — Certains systèmes d'organes seront modifiés par certains états peu différens de l'état physiologique, c'est ainsi que les membranes synoviales le seront par un genre de vie particulier. Ces membranes sont alors plus impressionnables, des matériaux de décomposition portés ou arrêtés dans leur tissu, y occasioneront l'hypérémie qui pourra être locale; dans ce cas s'il en survient une autre plus active dans une autre membrane du même ordre, les fluides se porteront en plus dans cette dernière, la première affectée en aura en moins, son hypérémie cessera, telle est la goutte; telles sont les métastases.

(1) Pinel parle d'une jeune idiote qui, par ses goûts et sa manière de vivre, semblait se rapprocher de l'instinct d'une brebis.

Défaut d'équilibre entre les fonctions. —
Toutes les fois que par l'effet de certaines influences il y a des matériaux en plus ou en moins dans
l'organisation, si les fonctions des organes ne se
mettent pas en rapport avec ces changemens organiques, l'équilibre cesse, il cesse encore si l'action
des organes est diminuée ou augmentée sans qu'il
y ait en plus ou en moins des matériaux organiques, de là les diverses hydropisies.

**Influences de l'attraction nutritive et de sa
diminution. —** C'est l'action d'attraction nutritive
qui chez les animaux empêche la transsudation des
liquides à travers les pores et par les extrémités
capillaires : lorsque cette attraction est ralentie, il
y a infiltration ; après la section de la cinquième
paire survient la désorganisation de l'œil ; dans
les cadavres, il y a hypérémie mécanique.

**Du trouble plus rapide de certaines fonctions.
—** Les organes où la vitalité a le plus d'action
sont aussi ceux dont les fonctions se troublent plus
rapidement par les pertes de l'économie, telle est
la vue.

CHAPITRE VI.

DES AGENS ORGANIQUES DE DÉCOMPOSITION.

CAUSE DE L'INTERMITTENCE DANS LES MALADIES.—
EFFET DES FIÈVRES INTERMITTENTES.—Lorsque des
principes impressionnans de décomposition, provenant de l'extérieur ou de l'intérieur, activeront l'action de nutrition et de décomposition, de manière
à donner la fièvre : si les conditions où se trouvent
les malades les rendent dépendans des influences extérieures, parce que leur vitalité sera diminuée, l'é-
tat fébrile s'il est assez actif pourra porter au dehors
les principes de décomposition en excès : la fièvre
cessera ; mais l'action des circonstances extérieures,
l'humidité surtout, s'opposant à l'évaporation des
matériaux de décomposition, au bout d'un certain
temps ces matériaux seront encore en plus, et agiront comme la première fois : de là les fièvres intermittentes, de là les rémittences, les exacerba-
tions des fièvres continues à certains temps de la
journée. Dans ces fièvres un ou plusieurs organes
pourront être affectés. Comme le canal intestinal
est une surface par laquelle un grand nombre
de matériaux de décomposition sont excrétés,

ces matériaux l'impressionnent et souvent produisent des hypérémies actives plus ou moins étendues.

TYPHUS. — Les agens organiques de décomposition proviennent de l'extérieur ou de l'intérieur même des êtres organisés. Les animaux dégagent la vitalité de l'oxigène de l'atmosphère dans laquelle ils vivent; si cette atmosphère n'est pas renouvelée, manquant de matériaux vitalisés, n'ayant plus de vitalité à l'excès, les fonctions animales se ralentissent plus ou moins complétement; de là, l'état de stupeur, l'état typhoïde. « Je pense (dit M. Chomel) que les personnes « réunies en trop grand nombre dans un vaisseau, « une prison ou une caserne, n'ont pas été prises « immédiatement du typhus, mais qu'une maladie « moins grave a précédé celle-ci...

« S'il fallait dans l'état actuel des choses adopter « une opinion sur ce point, je trouverais, dans l'a- « nalogie, des motifs puissans pour refuser à ces « émanations la propriété de donner immédiate- « ment naissance au typhus. Que l'on passe en re- « vue toutes les autres maladies contagieuses, on « n'en trouvera aucune dans laquelle le principe « contagieux se développe en vertu des lois chi- « miques, dans des corps privés de vie. On verra « partout les virus naître dans des corps vivans; « on les verra s'éteindre avec la vie dans les êtres « qui en sont imprégnés. Au lieu donc d'attribuer « à la putréfaction l'origine des maladies conta-

« gieuses, on la rapportera avec bien plus de vrai-
« semblance à un acte de l'économie vivante. »
(*Des fièvres et des maladies pestilentielles.*)

L'altération des liquides, dans les corps vivans,
ne doit donc pas être considérée comme immédiate à la façon des liquides inertes, dont un réac-
tif change subitement la nature.

AGENS ORGANIQUES DE DÉCOMPOSITION PROVENANT
DE L'EXTÉRIEUR. — MALADIES CONTAGIEUSES. — Les
agens organiques de décomposition provenant de
l'extérieur sont très nombreux ; ces agens sont les
substances organiques en décomposition, les produits morbides, les virus, les venins, certains produits végétaux.

Leur action sera d'autant plus marquée, que les
animaux auront d'ailleurs des matériaux moins vitalisés, et que l'impression de ces agens sera plus
insolite ; ces agens portés dans l'organisation impressionneront les organes et activeront la décomposition en raison de leur impression et de la
quantité de matériaux non vitalisés qu'ils porteront
dans l'organisme ; telle est l'origine de toutes les
maladies contagieuses provenant ou de l'infection
de l'atmosphère (1), ou d'un contact immédiat.

(1) « L'air atmosphérique, dit M. Chomel, chargé de va-
« peurs animales devient pernicieux pour ceux qui le respi-
« rent On a vu des prisonniers, entassés dans un cachot
« étroit et fermé, succomber presque tous dans l'espace
« d'une nuit. Les vapeurs fournies par des hommes malades

MALADIES ÉRUPTIVES. — L'atôme de virus impressionne à sa manière, la décomposition causée par son impression est en raison de cette impression; les matériaux de décomposition étant portés sur les surfaces tégumentaires en plus grande abondance, ces surfaces en sont plus impressionnées que les autres organes, leur décomposition est augmentée toujours en raison du principe impressionnant; de là ces éruptions diverses de vésicules, de pustules, d'anthrax, de bubons, de parotides, etc., etc.

DIMINUTION DE L'ATTRACTION VITALE. — La marche de ces phénomènes est plus ou moins rapide, selon qu'elle est ralentie ou favorisée par les circonstances extérieures. Les parties où la vie est moins active cèdent plus facilement; les extrémités inférieures tombent en gangrène par l'action du seigle ergoté.

« trop rapprochés les uns des autres, deviennent aussi la
« cause déterminante d'une maladie connue sous les noms
« de typhus, de fièvre des hôpitaux ou des prisons. Les ma-
« tières animales putréfiées donnent également naissance à
« des gaz qui ne peuvent être respirés impunément.

« Les émanations végétales sont quelquefois des causes
« spécifiques de maladies.

« Les miasmes que répandent les matières végétales en pu-
« tréfaction paraissent être la principale cause des fièvres
« intermittentes. » (*Des causes spécifiques ou déterminantes
des maladies. Elémens de pathologie générale.* 2ᵉ édition.)

Ces phénomènes suivent la diminution de l'attraction vitale dans l'être vivant. « Fait-on (dit
« M. Dupuis) la section des nerfs de la huitième
« paire au milieu du cou du cheval en pratiquant
« la trachéotomie avant de couper les nerfs, la
« mort n'arrivera que le cinquième ou le sixième
« jour... »

« Les phénomènes graves se montrent à l'épo-
« que (troisième ou quatrième jour) où l'extré-
« mité des nerfs coupés exhale une odeur fétide
« analogue à celle de la carie. Si l'on n'était pas
« prévenu de l'expérience, on croirait l'animal
« affecté d'une maladie vertigineuse. A l'ouverture,
« le poumon gorgé de sang d'un noir foncé, les
« artères pulmonaires distendues par du sang li-
« quide et de même couleur.

« Si l'on a soin de tirer du sang de l'artère ca-
« rotide avant de faire la section des nerfs, on
« trouve qu'une once donne, après avoir été lavée
« et pesée frais, vingt et un grains de fibrine. Si
« on obtient du sang de la même artère le cin-
« quième ou le sixième jour, ou quelques heures
« avant la mort de l'animal, on n'obtiendra plus
« par le lavage que sept grains de fibrine, peu
« consistante et qui se dissout dans l'eau distillée.

« Si on prend une portion du poumon impré-
« gnée de sang et qu'on en place quelques onces
« sous la peau d'un cheval sain, ces corps étran-
« gers déterminent des inflammations très graves,

« semblables aux affections charbonneuses. » (*Journal de médecine vétérinaire.*) (1)

ACTION DES VENINS ET DE CERTAINS VIRUS. — Les phénomènes produits par les venins, certains virus, et quelques autres principes, paraissent dus à ce que ces agens sont difficilement excrétés et facilement absorbés (ils sont liquides et non volatils), à ce qu'ils agissent sur les masses plutôt que sur les molécules ; ils augmentent l'afflux des liquides, et l'action de composition n'est pas en raison de la désorganisation ; de là l'oppression des forces poussée jusqu'à la perte du sentiment et du mouvement, même jusqu'à la mort ; tandis que les substances volatiles et toutes les substances qui agissent sur les molécules, activent l'action de composition, le dégagement de la vitalité et l'excrétion des matériaux de décomposition et des substances étrangères. Quand ces agens volatils sont eux-mêmes en trop grande quantité, la vitalité est soustraite avec plus de rapidité que les fonctions de nutrition ne peuvent s'exercer : de là, différens désordres dans les organes, de là également une mort plus ou moins précipitée. Ces deux manières d'agir peuvent se trouver réunies ; M. Orfila (*Toxicologie générale*) rapporte des observations qui prouvent

(1) On trouve dans le journal de physiologie de M. Magendie, la description de plusieurs expériences dans lesquelles des effets analogues à ceux obtenus par M. Dupuis, ont été produits sur des animaux, par l'injection dans les veines de substances de décomposition.

que la morsure de certains serpens amène la mort très rapidement, et que les individus mordus n'éprouvent d'autres symptômes que le sommeil ; leurs cadavres entrent très rapidement en putréfaction, toute la vitalité en a été soustraite.

C'est à l'action des agens organiques de décomposition que sont dues les sécrétions augmentées, la suette, les flux cholériques. J'ai vu dans le département de Seine-et-Marne, où après l'épidémie de Paris je fus observer encore le choléra, cette maladie suivre immédiatement la suppression de la suette. Au pays où j'étais, pays frais et humide, la suette fut épidémique, souvent cette maladie ne présentait d'autres phénomènes que des sueurs abondantes et infectes, sans éruptions, sans symptômes de lésions organiques. Comment reconnaître sur le cadavre l'érysipèle qui disparaît avec la vie ? il n'y a donc pas altération d'organe, mais seulement de fonction (1). « Dans mille circonstances

(1) Ainsi donc un grand nombre de maladies peut venir des circonstances extérieures influençant l'organisation, comme dans l'étiolement ; ou de l'action des agens délétères introduits dans la circulation, comme l'a démontré M. Dupuis par des expériences directes. Dans toutes ces circonstances, les lésions organiques qui viennent à se manifester localement, ne sont que des effets secondaires, et souvent « les fonctions des organes peuvent être lésées, sans que ces « organes eux-mêmes présentent dans leur texture aucune altération sensible. » L'organisme peut localiser l'affection générale, de même qu'il peut généraliser l'affection locale, qui elle aussi est souvent le point de départ de beaucoup de maladies.

« (dit M. Andral), la vie se révèle à nous non par
« des formes, mais par des actes. » Ne serait-ce pas
encore de l'action de ces principes que provien-
draient les douleurs musculaires et les crampes des
cholériques, les convulsions des hydrophobes, etc.?
dans le choléra le froid de la peau n'est qu'un
symptôme, comme le prouve la chaleur des cadavres long-temps encore après la mort, l'action de
cette menbrane est diminuée en raison de la suraction des autres organes.

Agens organiques de décomposition provenant
de l'intérieur. — Les douleurs musculaires dans
les rhumatismes sont dues également à l'impression des principes de décomposition provenant de
l'intérieur. Cette impression intense ou continue
produit l'hypérémie des muscles. « Dans le défaut
« de nos excitations habituelles (dit M. Broussais)
« qui provoquaient l'évacuation d'un fluide quel-
« conque : ce fluide n'étant plus appelé vers son
« émonctoire ordinaire, est de trop dans l'écono-
« mie ; et si la nature ne le dirige vers les voies nor-
« males d'élimination, la transpiration cutanée, les
« urines, etc., elle excite, dans le tissu des organes,
« une irritation extraordinaire qui est une véritable
« maladie.» (De l'irritation et de la folie, page 280,
comment le défaut d'excitation produit les maladies irritatives.)

Les névroses peuvent être occasionées par des
impressions provenant de l'extérieur, ou par
des impressions provenant de l'intérieur même des

15

organes; des matériaux de décomposition, etc.

A toutes ces hypérémies actives occasionées par l'impression des principes de décomposition peut être appliquée cette loi de la vitalité : toutes les fois que dans un corps vivant il n'y a pas action d'attraction par identité élémentaire, il y a action d'impression.

Dans plusieurs de ces hypérémies les phénomènes de sympathies sont très nombreux; « souvent « dans la névralgie, un nerf souffrant, le corres- « pondant devient douloureux sympathiquement. « J'en ai un exemple dans ce moment-ci; c'est une « femme qui depuis deux mois est attaquée d'une « sciatique au membre gauche. Dans les change- « mens de temps, une douleur exactement sembla- « ble se répand sur le trajet du nerf du côté op- « posé. Je lui ai fait appliquer deux vésicatoires « sur la cuisse primitivement malade ; la douleur « a disparu en même temps des deux côtés au bout « de douze heures. Ainsi pour guérir des douleurs « fixées sur les deux yeux suffit-il souvent d'agir « sur un seul, etc. » (BICHAT, *Anatomie géné- rale.*)

COMBUSTION SPONTANÉE. — A l'ouverture des cadavres des bêtes à laine mortes de la maladie appelée falère, on trouve les estomacs et les intestins remplis d'un gaz qui brûle en donnant une flamme blanchâtre : on a pensé que c'était du gaz hydrogène percarboné qui se dégageait dans le rumen et les intestins. Serait-ce à un gaz inflammable dégagé par la surface externe que serait dû le phénomène de la combustion spontanée , phénomène encore trop peu observé pour que ses causes aient pu être appréciées ?

DE LA VARIOLE ET DE LA VACCINE. — Les impressions de certains principes , tels que le virus de la variole , modifient tellement l'organisation , qu'elle n'est plus impressionnable par ces mêmes principes ou par certains principes différens: telle est la vaccine par rapport à la variole ; tel serait le suc du guaco par rapport au venin du serpent d'après les faits curieux rapportés par M. Orfila (*Toxicologie générale*).

DES CRISES. — AMAIGRISSEMENT DANS LES MALADIES. — Souvent des excrétions sont supplémentaires , ce qui prévient le développement des phénomènes morbides. Toute substance qui n'est pas en affinité produit , comme nous l'avons dit , des contractions en sens inverse de l'objet impressionnant; c'est à ce mouvement moléculaire que sont dues ces évacuations spontanées de matériaux en excès , ou de décompositions morbides , auxquelles on a donné le nom de crises. Après ces évacuations souvent les maladies cessent. L'anorexie est due à ces impressions qui l'emportent sur les affinités extérieures et font vivre l'individu aux dépens de lui-même , de là l'amaigrissement qui suit le plus grand nombre des affections morbides.

CHAPITRE VII.

DES AGENS CHIMIQUES DE DÉCOMPOSITION.

ACTION DE CES AGENS. — Les agens chimiques
de décomposition agissent immédiatement en décomposant les parties avec lesquelles ils sont en
contact, ou médiatement par l'action d'impression
qu'ils produisent ; comme ils font partie de la matière médicale, ils peuvent être rapportés aux agens
thérapeutiques, ceux qui proviennent de substances
organiques pouvaient également être considérés
comme des agens de décomposition organiques.

CHAPITRE VIII.

DES AGENS PHYSIQUES DE DÉCOMPOSITION.

ACTION DE CES AGENS. — Les agens physiques
de décomposition agissent mécaniquement sur les
organes, soit en les comprimant, soit en les con-

tondant, soit seulement en les impressionnant, ou enfin en produisant plusieurs de ces actions à la fois.

MODIFICATIONS QU'ELLE PRODUIT. — Les maladies comme les autres phénomènes organiques sont d'autant plus dépendantes des agens physiques que les êtres sont plus simples ; c'est parce que les fonctions de sa partie inférieure sont mécaniquement empêchées, que chez le polype composé cette partie se décompose. La compression déforme les organes, les fait dévier de leur état normal, elle s'oppose au mouvement de nutrition, nécessite l'atrophie. En comprimant les vaisseaux de la circulation, on arrête les cours de la sève descendante chez les végétaux ; on s'oppose au retour du sang veineux chez les animaux, de là l'hypérémie mécanique. La gangrène dite sénile est causée par l'oblitération des artères.

Ainsi que dans l'échelle organique et dans l'embryon humain se développent les différens tissus selon les fonctions que l'action de la vitalité fait produire aux organes, ainsi dans les états morbides lorsque les fonctions des organes sont changées, les tissus sont modifiés dans leur composition en raison des fonctions nouvelles qu'ils ont à remplir ; telle est la formation des muqueuses sur les trajets fistuleux. Beaucoup de produits morbides agissent dans les organes d'une manière mécanique: de là la formation des kystes, des articulations anormales, etc.

La compression sur les différentes parties du système nerveux produit différens phénomènes ; le tournis chez les moutons est dû à la présence dans le crâne ou dans les ventricules latéraux , de l'hydatide cérébrale ; quand l'hydatide a son siége sur l'un des lobes , l'animal tourne sur le côté du lobe affecté , etc.

CONTUSIONS. — Elles occasionent différentes ruptures dans les organes, deviennent causes d'hypérémies actives, etc. N'y a-t-il pas analogie entre l'état désigné sous le nom de stupeur et qui suit les fortes commotions produites par les agens mécaniques, les contusions, les plaies, etc. (état général ou local) et celui produit par les impressions des agens de décomposition organiques, et désigné par les expressions de typhus , de prostration des forces?

DIVISIONS MÉCANIQUES. — Les divisions mécaniques chez les êtres organisés produisent des résultats très divers, selon le degré qu'occupent ces êtres ; chez les êtres simples les divisions sont des moyens de multiplication ; chez les animaux élevés, les divisions occasionent des phénomènes différens, selon les parties divisées , selon que les divisions sont plus ou moins étendues ; la division d'une artère sera suivie d'un anévrysme faux primitif, ou consécutif, ou d'une hémorrhagie mortelle. La division d'un nerf sera suivie de la paralysie des organes desquels il provient ; on empêche certaines actions, et on nécessite certains mouvemens en comprimant ou en soustrayant les centres nerveux chez les animaux, parce qu'alors l'équilibre des fonctions dû aux impressions sur des organes différens n'existe plus.

Beaucoup de divisions et de soustractions de la substance cérébrale sont insensibles, parce que l'organe impressionné est détruit dans l'expression; ce phénomène a lieu dans d'autres circonstances, dans des plaies d'armes à feu, etc., alors il n'y a pas perception.

La section des nerfs de la cinquième paire amène la désorganisation de l'œil. La section des nerfs pneumogastriques empêche, dans le poumon, la transformation du sang veineux en sang artériel, parce que le poumon ne recevant plus les sympathies, sa nutrition est ralentie; alors, cesse en partie la vitalité en plus qui faisait que le liquide organisé avait une attraction supérieure sur les élémens organisables.

EFFET DES IMPRESSIONS PHYSIQUES ET MÉCANIQUES. — Les impressions physiques et mécaniques produisent des résultats variés dus à des phénomènes analogues, les rayons du soleil impressionnant la peau d'une manière insolite, il y aura hypérémie active, érysipèle; une aiguille ou une épine en pénétrant les tissus produiront les phénomènes de l'hypérémie active, etc.

CHAPITRE IX.

LOIS ORGANIQUES AUXQUELLES PEUVENT ÊTRE RAPPORTÉS LES DIFFÉRENS PHÉNOMÈNES MORBIDES.

Les phénomènes morbides peuvent être rapportés à un certain nombre de groupes selon les formes par lesquelles ils se manifestent ; ces différens groupes peuvent être rapportés eux-mêmes aux lois premières ou physiologiques de l'organisation, formulées dans le tableau suivant.

CHAPITRE X.

EXEMPLE DE L'APPLICATION DE LA THÉORIE DE LA VITALITÉ A UN PHÉNOMÈNE MORBIDE.

PHÉNOMÈNE DES EXCRÉTIONS DE DÉCOMPOSITION. — Nous avons dit que la théorie de la vitalité peut être considérée relativement aux sciences inorganiques, aux vues générales, et aux détails spéciaux de l'organisation. Après avoir donné quelques

MOUVEMENS DE LA VIE

GÉNÉRALISÉS EN RAISON DIRECTE DE LA SIMPLICITÉ DES ÊTRES.

VÉGÉTAUX.   INFUSOIRES, POLYPES.   RADIAIRES, ARTICULÉS, MOLLUSQUES.   POISSONS, REPTILES.   OISEAUX.   MAMMIFÈRES.   HOMME.   PATHOLOGIE DE L'HOMME.

VITALITÉ.

VITALITÉ

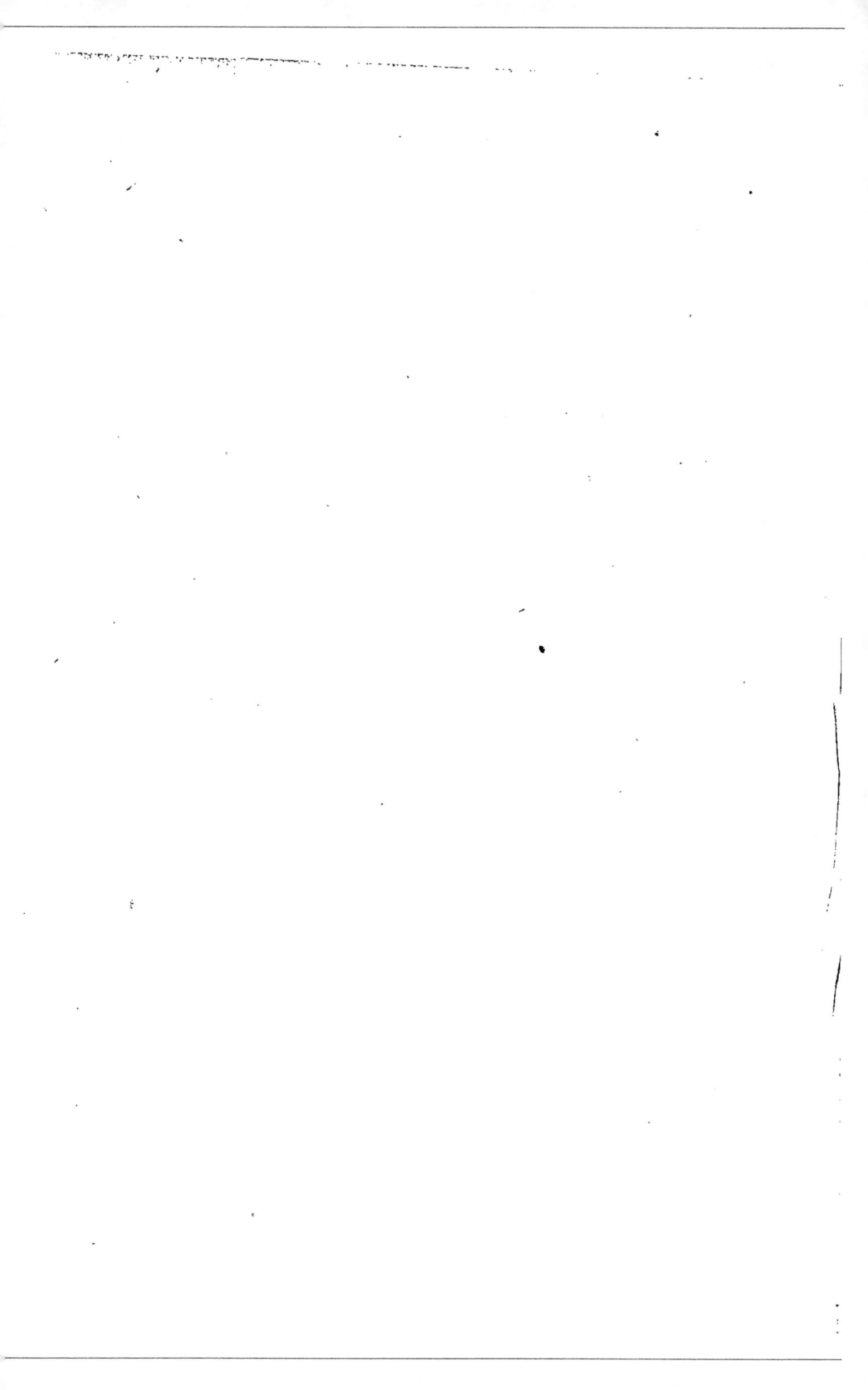

aperçus généraux sur les rapports des principes
fondamentaux de la science de l'organisation et des
sciences inorganiques, après avoir considéré l'ensemble des lois spéciales aux êtres organisés, nous
devons donc encore envisager quelques points de
détail, ressortant de la considération d'un phénomène organique quelconque. Par exemple, si nous
examinons le phénomène des excrétions de décomposition, nous voyons que la vie est une suite de
mutations continues; que toute molécule qui a vécu, a dégagé sa vitalité en plus, cesse d'être soumise à l'attraction vitale et doit être excrétée. Les
modes des excrétions sont très nombreux; les molécules excrétées peuvent être plus ou moins iso-
lées, ou plus ou moins réunies, elles forment des
gaz, des vapeurs, des liquides divers plus ou moins
consistans, ou enfin des solides; ces solides sont
plus ou moins considérables eux-mêmes selon le
mode des excrétions; ils peuvent être constitués
par des résidus concrétés, par des fragmens d'organes ou par des organes entiers, mort partielle,
ou enfin par la totalité de l'être organisé, mort
générale. Nous avons vu que la nutrition est d'autant plus activée que les impressions sont plus
fortes jusqu'à un certain degré (1). Les impressions

(1) « Les tissus irrités, dit M. Broussais, commencent par
« se mouvoir avec plus de précipitation; ils appellent les
« fluides en raison des affinités qui existent entre les molé-
« cules des solides et celles des liquides: affinités qui augmentent avec l'intensité de la vie. »

de la température et des corps ambians activant l'excrétion, l'épiderme se condense jusqu'à ce que sa condensation s'opposant aux fonctions, il agisse en impressionnant comme corps étranger, et soit lui-même excrété; tel est le phénomène de la mue. Chez les insectes le changement d'épiderme est accompagné d'abstinence et de malaise, au travail de la mue s'ajoute un trouble d'autant plus grand que ce travail produit de plus grandes modifications. Dans la métamorphose, la muqueuse du canal digestif est quelquefois excrétée, après que sa vitalité a été épuisée par l'impression des alimens pendant la période de la faim. Dans la métamorphose, l'action de la vitalité est suractivée dans tel organe ou tel appareil, tandis que d'autres organes languissent et se fanent. Les artères branchiales sortant du cœur chez les têtards s'oblitèrent, à l'exception des deux rameaux inférieurs qui se rendent aux poumons lorsque ces animaux se transforment. Ainsi les branchies meurent et se détachent comme les feuilles fanées, et les poumons se développent. Ce sont là des phénomènes physiologiques, mais il en est d'autres réunis dans la pathologie, qui ont avec ceux-ci des rapports intimes et des analogies nombreuses. Nous avons dit que les modifications et les maladies qu'éprouvent les êtres organisés sont dues aux circonstances extérieures et à la succession des phénomènes vivans. La vie cesse dans tout être organisé et dans tout organe dont les conditions d'existence ont cessé.

Toutes les fois que les matériaux de nutrition ne pourront plus arriver à une partie vivante, toutes les fois que cette partie sera soumise à des agens de décomposition physiques ou chimiques, toutes les fois que sa nutrition ne sera plus en rapport avec les impressions, sa vie cessera; ceci est commun à tout le règne organique : mais les phénomènes qui accompagnent ce résultat diffèrent du moins au plus à mesure qu'on s'élève des êtres les plus simples jusqu'à l'homme. Dans le végétal où chaque partie a une vie presque indépendante, la mort locale peut être très étendue sans amener d'autres phénomènes que les phénomènes locaux. On voit des arbres dont le tronc a été creusé par la stagnation des eaux pluviales (action de décomposition chimique), vivre encore dans leur écorce et donner des rameaux vigoureux. Chez les polypes composés, la partie inférieure comprimée et privée de sucs nourriciers se décompose à mesure que les parties environnantes croissent et s'étendent.

Chez l'homme l'escarre gangréneuse se sépare comme la partie inférieure du polype composé, comme la larve de l'insecte; cette séparation est un phénomène pathologique, mais un phénomène pathologique est toujours physiologique; ce sont les mêmes lois de la vitalité qui le produisent, la vitalité est là en plus ou en moins. L'organisme est modifié en raison de sa composition et de ses rapports extérieurs. Tout le règne organique qui vient après lui n'est que l'homme analysé. Chez l'homme, les causes qui produisent la mort d'une partie sont les mêmes que celles qui la produisent chez tout être vivant, mais les phénomènes qui l'accompagnent se compliquent en raison de la complication individuelle. La différence qui existe entre les phénomènes pathologiques et physiologiques n'est due qu'à la différence des influences extérieures, influences qui souvent amènent des dispositions spéciales avant la manifestation des maladies.

Chez les animaux élevés, les rapports établis entre toutes parties, au moyen du système nerveux, établissent unité entre les organes malades et tout l'organisme : la vitalité formant l'individualité pourra être plus ou moins épuisée par l'impression locale qui a amené la désorganisation, impression provenant immédiatement des agens extérieurs, ou des matériaux de décomposition fournis par l'individu lui-même (1). Cette impression agira avec d'autant plus de facilité, qu'il y aura moins de vitalité dans les organes impressionnés et dans l'être

---

(1) Ne serait-ce pas l'impression de ces principes délétères, excrétés du sang par la surface intestinale, qui occasionerait ces éruptions diverses qui se terminent par la gangrène lorsque l'impression a épuisé la vitalité des membranes ? « Il arri- « vera encore, dit M. Andral, que la couche folliculeuse, « soit après s'être transformée en une masse dure, grise ou « brune, semblable à une escarre, soit sans avoir subi cette « transformation, et sans s'être gangrénée, disparaîtra, et à « sa place nous trouverons des ulcérations très variables par

vivant. Ainsi dans ces affections où les fonctions organiques sont enrayées, dans l'œdème, dans l'anasarque, etc., une légère impression sur un membre soustrait toute la vitalité de la partie impressionnée, la gangrène se déclaré (j'ai pansé plusieurs malades à l'Hôtel-Dieu affectés de cas semblables). Ce n'est pas là comme dans l'hépatisation pulmonaire, l'effet de la compression qui enraie les fonctions, car les fonctions peuvent être suspendues sans qu'il y ait décomposition. La décomposition est l'effet de la soustraction totale de la vitalité en plus. Une infinité de symptômes morbides dépendent encore de cette unité de l'organisme, dont nous venons de parler, tels que les soubresauts des tendons, la carphologie, les lipothymies, l'abattement, le délire ; mouvemens irréguliers provenant de ce qu'il n'y a plus d'équilibre dans les centres nerveux, équilibre dont nous avons déjà parlé (1). Les douleurs atroces qui ont lieu dans

« leur étendue, mais peu variables par leur forme et par « leur siége.

« Dans certains cas de l'entérite folliculeuse parvenue à sa « période de guérison, il y avait eu destruction de la couche « villeuse et folliculeuse, et à mesure que la maladie avait « marché vers la guérison, un nouveau tissu muqueux s'était « reformé, n'ayant encore ni villosités, ni follicules appa-« rens. » (*Clinique médicale.* 3e édition.)

(1) L'équilibre de la vitalité explique une foule d'actions vitales. Dans la gangrène, dans le sphacèle, d'énormes désorganisations ont lieu sans que la vie cesse dans l'individu;

certaines gangrènes proviennent de ce que les nerfs
conservés au milieu des parties en désorganisation ,
transmettent la même impression qu'ils transmet-
traient si cette désorganisation était produite artificiellement par un acide concentré ou par un fer
incandescent. Ces douleurs se manifestent surtout
chez les vieillards où le névrilème plus condensé
préserve les nerfs et les isole davantage au milieu
des parties.

L'escarre gangréneuse a perdu sa vitalité en
plus et subit les affinités inorganiques, elle agit
sur les parties vivantes d'après cette loi de la vitalité : toutes les fois qu'il n'y a pas action d'attraction par identité élémentaire , il y a action d'im-

la vitalité en plus n'a été entièrement soustraite qu'aux
parties désorganisées, et les centres d'action organique ont
pu continuer leurs fonctions : tandis que la mort arrive sans
de grandes désorganisations apparentes , lorsque l'équilibre
des fonctions cesse d'avoir lieu dans les organes principaux.
Ainsi , la mort subite causée par une impression morale ,
chez l'homme, vient de la relation établie dans le cerveau
entre l'objet cause de l'impression , et les autres impressions
existantes : cette impression nouvelle renouvelle elle-même
toutes les autres avec une intensité telle , que la soustraction
de la vitalité est plus rapide que le mouvement nutritif ; la
vitalité en plus se trouve dégagée. l'unité organique est
suspendue ou cesse entièrement , selon que ce dégagement
est plus ou moins complet : ou il arrive encore que la précipitation du mouvement nutritif congestionne l'organe impressionné, et que cette congestion amène la mort d'une manière secondaire.

pression (1) : elle occasionera un travail d'hypérémie active qui servira à produire sa séparation.

Ne serait-ce pas ici une occasion de faire ressortir le défaut de certaines terminaisons de pathologie signifiant trop exclusivement le phénomène de l'hypérémie active ? Dans l'action d'élimination d'une partie devenue étrangère, il y a bien hypérémie ou au moins suraction de fonctions, mais l'hypérémie en elle-même n'est pas toujours morbide et ne doit pas toujours être combattue. Chez les insectes et les crustacés, la chenille et l'écrevisse excrètent la muqueuse de leur canal intestinal dans un phénomène physiologique. Pour signifier le phénomène de la dentition chez l'homme, l'expression de gengivite ne serait-elle pas inexacte et insuffisante ?

Nous venons de voir que les lois des impressions et des excrétions rendent compte du groupe de phénomènes connu sous le nom de gangrène, de même qu'en physique et en chimie les lois de dilatation des corps par le calorique, d'équilibre des forces, rendent compte de certains groupes de phé-

---

(1) « Si les muscles ne sont pas irrités par les organes qui
« les entourent et avec lesquels ils sont en rapport, c'est que
« l'habitude a émoussé le sentiment qui naît de ce rapport.
« Mais que ces organes changent de modification, qu'extraits
« du corps de l'animal ils se refroidissent et soient ensuite
« appliqués sur les muscles organiques mis à nu, ils les
« feront contracter. » (BICHAT, *Anatomie générale.*)

nomènes inorganiques. En parlant de la thérapeutique nous reviendrons sur quelques indications
faciles à déduire des principes généraux (1).

(1) Nous devons faire remarquer encore certaines corres-
pondances organiques qui se trouvent dans le tableau que
nous présentons : par exemple, les affections cutanées très
variées chez l'homme, correspondent aux sécrétions très variées de la surface externe dans la série. Nous ferons remarquer aussi que dans la série, la surface interne sécrète, principalement chez les êtres inférieurs, des produits qui plus
tard doivent être séparés, et que les circonstances qui font
descendre les êtres supérieurs en les altérant déterminent
également des sécrétions de cette surface (tubercules, etc),
qui, par la suite, seront excrétées. Ainsi, toujours se re-
trouvent les mêmes lois reproduisant les mêmes phénomènes ;
lois premières auxquelles se rattachent tous ces faits si nombreux et si variés.

LIVRE HUITIÈME.

MATIÈRE MÉDICALE.

CHAPITRE PREMIER.

DES AGENS THÉRAPEUTIQUES.

Les agens thérapeutiques sont très nombreux. Toute impression et tout corps impressionnant peut produire une action thérapeutique.

Les agens thérapeutiques peuvent être ainsi divisés :

Impressionnans mécaniques.	Tout contact d'un corps inerte, toute action mécanique sur les organes.
Impressionnans chimiques.	Les substances dont l'action locale est la même sur le cadavre que sur le vivant, qui se combinent plus ou moins avec les organes, dans les êtres vivans, d'après les lois de la chimie non vivante; les acides, le tannin, certains oxides, certains sels.

16

Impressionnans impondérables.		Le calorique. La lumière. L'électricité. La vitalité.
Impressionnans fixes.	Différens des impressionnans mécaniques et chimiques.	Les amers, les alcalis végétaux, certains oxides, certains sels.
Impressionnans volatils.		Toutes les substances qui sont volatiles, depuis la température la plus basse jusqu'à la température humaine. Les gaz et certains corps simples, les huiles essentielles, l'alcool, l'ammoniaque, les éthers, certains acides, certains sels, certains produits et principes animaux.
Impressionnans nutritifs.		Gazeux. L'air, etc. Liquides. L'eau, etc. Solides. { Le sucre, les fécules, les substances nutritives, végétales et animales. }

DU NOMBRE DES SUBSTANCES MÉDICAMENTEUSES.— En examinant que toute impression sur un être vivant le modifie, on a peu lieu de s'étonner de la prodigieuse quantité des substances et des préparations pharmaceutiques. L'homme étant de tous les êtres organisés le plus susceptible de recevoir des impressions nombreuses, il doit se trouver bien peu d'êtres dans la nature dont on n'ait observé quelque action sur ses organes.

RAPPORTS ENTRE LES IMPRESSIONS SPONTANÉES DE L'ORGANISME ET LES IMPRESSIONS ARTIFICIELLES. — Tout s'enchaîne dans le cercle de la vie, l'impression amène l'action et l'action produit une impression nouvelle.

Les différens matériaux organiques impressionnent les organes qui diffèrent d'eux par leurs principes constituans.

Là où il n'y a pas action d'attraction par identité élémentaire, il y a action d'impression. Les matériaux de sécrétion et d'excrétion impressionnent les organes dans lesquels ils s'accumulent; le sperme retenu dans ses réservoirs peut produire le délire, etc.; l'urine retenue dans la vessie produit la fièvre urineuse.

Outre ces impressions provenant des matériaux d'excrétion, il en est encore un très grand nombre inhérentes aux êtres organisés, qui sont produites par les modifications que subissent leurs organes dans les fonctions qu'ils accomplissent; tels sont les besoins de la faim, de la soif (1), des mouvemens; et cette espèce de faim qui semble être en raison de la dilatabilité utérine. Le pathologiste doit tenir compte de toutes ces impressions, soit locales, soit générales, lorsque l'organe impressionné impressionne tout l'organisme.

(1) « La soustraction des alimens et des boissons nutri-
« tives, dit M. Broussais, laisse l'estomac sans excitation;
« mais si l'irritabilité n'a pas été détruite auparavant, et si
« les fonctions cérébrales peuvent s'effectuer, le changement
« que produit le défaut d'excitation alimentaire est perçu,
« les lois de la réaction se développent, il se fait innervation
« sur l'estomac et sur tout l'appareil des organes chargés de
« l'assimilation première; l'excitation qu'ils éprouvent se
« convertit en irritation.

« Vous noterez que plus il y a de force et d'irritabilité,
« moins l'homme résiste à l'impérieux besoin des alimens. »
(*Comment le défaut d'excitation produit les maladies irritatives.*)

Que de modifications ne sont pas occasionées spontanément par toutes ces impressions qui prennent leur source dans l'intérieur, qui sont des effets du mouvement de la vie ; résultats variés qui ont été de tout temps des sujets d'observation, et dont la prévision constitua la doctrine de l'expectation.

Les agens d'impression provenant de l'intérieur et servant à cette thérapeutique de la nature sur laquelle on a tant compté et sur laquelle on compte encore, ne sont cependant pas considérés comme agens thérapeutiques. Ne serait-ce pas par le besoin d'impression qu'éprouve l'économie, que dans la fièvre la sécrétion du foie est activée, et ne serait-ce pas par l'impression qu'ils produisent, que les purgatifs et les vomitifs agissent dans ce cas, souvent d'une manière favorable ? Ceci peut indiquer le point de vue différent de celui des anciens, sous lequel Hahnemann a le premier envisagé les faits.

DOCTRINE HOMOEOPATHIQUE. — « L'observation, « la réflexion et l'expérience nous font découvrir « que la meilleure, la vraie méthode de guérir « consiste dans l'application du principe *similia* « *similibus curentur*. Pour guérir d'une manière « douce, prompte, certaine et durable, il faut « choisir dans chaque cas de maladie un médica- « ment qui soit capable par lui-même de pro- « voquer une affection semblable à celle contre la- « quelle on se propose de l'employer.....

« La léthargie que de Meza guérit, ne put cesser

« par aucun autre remède, sinon par le suc de pa-
« vots, qui ici se trouvait homœopathique, puis-
« qu'il produit lui-même la léthargie. » (*Exposition de la doctrine médicale homœopathique, ou
Organon de l'art de guérir, par* HAHNEMANN.)

PROPRIÉTÉS DIFFÉRENTES QUI SE TROUVENT RÉU-
NIES DANS QUELQUES SUBSTANCES. — Beaucoup de
substances qui font partie de la matière médicale
réunissent des propriétés différentes, le principe
amer se trouve uni avec des huiles volatiles, des
substances nutritives contiennent des principes
amers, volatils, etc.

DU LANGAGE EMPLOYÉ EN MATIÈRE MÉDICALE. —
Elle peut fournir de quoi méditer sur l'influence
des impressions et de l'habitude cette langue de la
matière médicale à laquelle on est habitué, et qui,
comme celle de la mythologie, ne signifie que des
êtres chimériques, tels que le ton, la tonification,
la tonicité, l'excitation, l'excitabilité, l'incitabilité, etc. Quoi de moins significatif que ces expressions de narcotiques, de sudorifiques, d'antisyphilitiques, d'antiscorbutiques, d'antiphlogis-
tiques, etc.?

ANALOGIE DANS L'ACTION DES IMPRESSIONNANS.—
Dans l'action d'impression, quel que soit le principe impressionnant, souvent le résultat produit
est analogue; le quinquina guérit les fièvres intermittentes, mais bien d'autres impressions que
celle du principe amer les guérissent; on en a vu
cesser même par l'effet d'impressions morales;

elles cesseront toutes les fois que l'action intérieure sera assez active pour porter au dehors les matériaux de décomposition, en surmontant les influences extérieures.

Beaucoup de substances agissent dans l'intérieur des organes comme l'aiguille de l'acupuncture; quelles modifications variées ne font pas éprouver aux êtres organisés les impressions du froid et de la chaleur sur la surface tégumentaire? Le calorique n'a pas été rangé au nombre des antisyphilitiques, cependant la syphilis qui dans certains pays ne cède qu'au mercure, dans les pays chauds cède à la seule action du calorique atmosphérique.

DOCTRINE DES CONTRE-STIMULISTES. — Les impressionnans, en activant la nutrition, n'activent-ils pas la guérison d'un grand nombre de maladies? Tel est dans l'hypérémie active le tartre stibié à hautes doses; l'habitude de l'impression établit la tolérance des contre-stimulistes.

DIFFÉRENCE ENTRE L'IMPRESSION CAUSE DE L'HYPÉRÉMIE ET L'IMPRESSION QUI LA GUÉRIT. — L'impression cause de l'hypérémie et l'impression cause de la cessation de l'hypérémie, diffèrent l'une de l'autre autant sous le rapport de leur mode d'action que sur le rapport de leur résultat. L'impression cause de l'hypérémie précipite le mouvement lorsque les matériaux de composition sont trop nombreux, et que l'action de décomposition n'est pas en raison de cet afflux. L'impression cause de la cessation de

l'hypérémie peut agir différemment selon les agens
impressionnans. Sous l'influence de certains agens
le mouvement de décomposition est en raison directe de l'action d'impression, et s'il n'est pas ajouté
aux matériaux de la nutrition le mouvement de
décomposition se fait aux dépens de ceux qui oc-
casionaient l'hypérémie, et cette hypérémie cesse.
D'autres agens enlèvent aux parties hypérémiées
leur vitalité en plus avec plus de rapidité qu'elle ne
peut être remplacée; ils arrêtent l'accélération de
la nutrition et l'hypérémie active (1). Il est des
agens d'impression qui, mêlés au liquide vivant,
provoquent dans les tissus organiques un mouvement en sens inverse de l'objet impressionnant, et

(1) « L'application, dit M. Andral, d'un stimulus différent
« de celui qui a produit la congestion, amène quelquefois la
« disparition de celle-ci. »
« Tout ce qui a été dit conduit à établir, qu'on peut fort
bien admettre l'inflammation asthénique produite, non pas par
le défaut de stimulus, mais par un vice de l'excitabilité. De
cette manière, on se rend raison des avantages que tant de
praticiens distingués ont retirés des remèdes excitans et corro-
borans administrés à temps opportun dans les affections de
cette nature. Ces substances ne réussissaient pas néanmoins
parce qu'elles suppléaient au défaut de stimulus, mais parce
qu'elles donnaient du ton et de la vigueur à la substance ex-
citable, de telle sorte que l'excitabilité se trouvait ramenée
insensiblement à l'état qui lui est naturel. » (ROLANDO, *Inductions physiologiques sur les différentes espèces d'excitabilité
et d'excitement.*)

ralentissent l'assimilation du liquide organisable, au point d'occasioner l'adynamie.

DIFFÉRENCE DE L'ACTION DES AGENS THÉRAPEUTI-QUES, SELON LES CIRCONSTANCES, SELON LES ORGANES ET SELON LES ÊTRES VIVANS.— De même que les différens matériaux organiques provenant de l'intérieur agissent différemment sur les organes ; de même les différens agens extérieurs agissent sur un organe différemment que sur un autre. Ce qui a lieu à l'égard de leurs organes, a également lieu à l'égard des êtres organisés et caractérise une de leurs différences.

On conçoit que si dans l'ordre pathologique il se trouve des différences correspondant à ces différences d'action des agens thérapeutiques, on a dû trouver empiriquement que l'emploi de certaines substances convenait plus spécialement dans certaines maladies (1); de là, le nom de spécifiques, expression qui ne peut avoir de valeur déterminée. Certaines substances, soit qu'elles aient une action plus spéciale sur les reins, soit qu'elles activent les sécrétions soustractives de tout l'organisme, occasionent une plus abondante excrétion de l'urine; chez les animaux qui n'ont ni appareil urinaire,

(1) « Une puissance peut agir de diverses manières, sui-« vant la différence qui existe dans la nature des parties et des « organes avec lesquels elle se trouve en relation. » (ROLANDO, *Inductions physiologiques sur les différentes espèces d'excitabilité et d'excitement.*)

ni glandes spéciales pour cet appareil, les diuréti-
ques perdraient leur dénomination.

L'état morbide peut faire que l'action d'un organe soit différente de ce qu'elle serait dans l'état
sain ; un organe étant impressionné, l'effet de l'action impressionnante sur un autre organe sera diminuée en raison de l'hypérémie du premier: c'est
ainsi qu'agissaient les rubéfians et les vésicans.

CHAPITRE II.

DES IMPRESSIONNANS MÉCANIQUES.

ACTION DE CES IMPRESSIONNANS. — Les lois physiques qui contribuent à l'entretien de la vie , contribuent aussi à la désorganisation , l'un et l'autre
selon le mode d'action de la vitalité. L'impression
souvent répétée d'un corps inerte sur le derme
augmente la sécrétion de la matière épidermique ;
et la compression continue atrophie les organes
sur lesquels elle est exercée (1).

(1) Les vibrations sonores peuvent être considérées comme
impressionnans mécaniques. La différence des tons formant
l'harmonie correspond à l'intermittence organique. L'impression de la musique , par l'organe de l'ouïe, agit sur l'organisation d'une manière très variée ; elle active les fonctions , etc.

CHAPITRE III.

DES IMPRESSIONNANS CHIMIQUES.

ACTION DE CES IMPRESSIONNANS. — Les impressionnans chimiques qui se combinent plus ou moins avec les organes d'après les lois de la chimie non vivante, agissent tout à la fois, en modifiant les organes par cette combinaison, et par l'impression qu'ils produisent. Mais pour peu que leur combinaison chimique soit trop active, les organes sont détruits ou par trop impressionnés, de là la mort locale ou une hypérémie trop intense, et l'une et l'autre peuvent également amener la mort générale; aussi tous ces agens thérapeutiques sont-ils des poisons lorsqu'ils sont concentrés.

DES CHLORURES ADMINISTRÉS A L'INTÉRIEUR. — Puisqu'on retrouve dans le sang différentes substances étrangères introduites du dehors, telles que le camphre, etc., des impressionnans chimiques ne pourraient-ils pas être portés par la circulation plus ou moins profondément dans le parenchyme des organes et, dans certaines circonstances, se combiner avec les matériaux de décomposition au moment de la sécrétion soustractive? Ils n'agiraient

pas par affinité sur la molécule vivante , puisque
cette molécule est soumise à une force assez puis-
sante pour pouvoir décomposer certains produits
chimiques , l'eau par exemple ; mais ne pourraient-
ils pas agir par affinité sur la molécule qui a vécu
et qui est d'autant plus soumise aux forces inorganiques , qu'il y a moins de vitalité dans l'être souffrant. Une telle action ne pourrait-elle pas être
produite par les chlorures dans les affections ty-
phoïdes?

DES ACIDES. — Les acides étendus employés à
l'intérieur modèrent l'action nutritive des organes ,
l'attraction chimique qu'ils exercent diminue l'attraction vitale entre les organes et les liquides
d'assimilation ; leur impression produit dans les
molécules des solides une contraction en sens inverse de l'agent impressionnant (resserrement) ,
elle fait vivre les solides à leurs propres dépens ,
le mouvement de composition assimile moins de
matériaux extérieurs ; ces agens s'opposent à l'assimilation , et produisent l'amaigrissement.

CHAPITRE IV.

DES IMPRESSIONNANS FIXES.

ACTION DE CES IMPRESSIONNANS. — ACTION DE L'OPIUM. — Plusieurs impressionnans fixes tels que les principes amers exercent une action durable, ils agissent encore long-temps après qu'on en a cessé l'administration.

Toutes les fois que dans un organe ou dans un système l'action est en plus, elle est en moins dans les autres : le principe actif de l'opium agissant sur l'estomac, sur le cerveau, sur les organes des fonctions intérieures, les muscles de la vie extérieure ont de la vitalité en moins, l'individu éprouve le besoin de repos.

CHAPITRE V.

DES IMPRESSIONNANS VOLATILS.

ACTION DE CES IMPRESSIONNANS. — Les substances volatiles impressionnent rapidement, mais leur

'impression est passagère, elles sont bientôt excrétées ; lorsqu'elles sont concentrées, elles occasionent des hypérémies actives soit immédiatement,
soit par absorption ; lorsque ces hypérémies ne
sont pas portées à un degré trop élevé, elles se dis-
sipent avec les agens d'impression. Les substances
volatiles impressionnent rapidement, activent l'action de nutrition, et font cesser différens phénomènes morbides, spasmes, etc., qui se manifestent surtout chez les personnes faibles, où l'action
de nutrition organique est souvent ralentie localement.

L'acide prussique est le plus actif de tous les
impressionnans pondérables.

CHAPITRE VI.

ACTION DE L'EAU.

L'eau étant le véhicule nécessaire à tout mouvement nutritif, est aussi l'agent qui porte dans
les organes les différens principes impressionnans,
et qui emporte au dehors les matériaux de décomposition : elle est un des grands moyens thérapeutiques.

CHAPITRE VII.

DES MOYENS DE RECONNAITRE L'ACTION DES AGENS THÉRAPEUTIQUES.

Moyens de reconnaitre cette action sur les végétaux.

Il est dans la série organique plusieurs mouvemens dus à la vitalité, qui mettent en évidence l'action des agens thérapeutiques; l'impressionnabilité chez les végétaux en produit un assez grand nombre évidemment occasionés par l'impression de ces agens.

Combien de modifications se manifestent dans les végétaux par l'influence des variations de la chaleur, de la lumière et de l'électricité. Le simple contact mécanique fait fermer les folioles et abaisser les feuilles des sensitives, etc.

Substances qui activent la nutrition végétale. — Il est des substances qui activent la nutrition végétale. « M. Soquet pense que le plâtre « calciné appliqué sur les feuilles, excite leur vé- « gétation et notamment leur faculté de décompo- « ser le gaz acide carbonique, d'où résulte une plus « grande activité dans l'élaboration des sucs, une « plus grande dose de sève descendante envoyée

« aux racines, et l'accroissement général de la
« végétation. » (*Physiologie végétale*, par M. DE
CANDOLLE. 1832.)

ACTION DES DISSOLUTIONS ARSÉNICALES. — Il est
d'autres substances qui impressionnent trop rapidement les végétaux. «L'absorption des dissolutions
« arséniatées fait périr les végétaux ; des branches
« fleuries d'épine-vinette ayant été plongées dans
« des solutions étendues d'oxide d'arsenic et d'ar-
« séniate de potasse, leurs étamines ont perdu la
« faculté de se contracter.

« Les branches de sensitive qui trempent dans
« de l'eau, resserrent et abaissent leurs folioles
« d'une manière singulière lorsqu'on y verse une
« solution arséniquée. »

DE L'AMMONIAQUE, DU CAMPHRE, DE L'OPIUM. —
Diverses plantes herbacées et ligneuses placées
dans l'ammoniaque caustique étendue d'eau ont
contracté leurs tiges et ont péri partout où le liquide pénétrait.

Des fragmens de camphre placés dans des fleurs
d'épine-vinette arrêtent le mouvement des étamines.

L'opium ralentit les mouvemens de la sensitive
et la fait périr.

DE L'ACIDE PRUSSIQUE, DE L'ALCOOL ET DES
ÉTHERS. — « L'acide prussique soit absorbé, soit
« en contact, soit en vapeur, arrête le mouvement
« des étamines et des stigmates, comme on l'a vu
« dans la plupart des plantes où ce mouvement a

« lieu ; il détruit le mouvement élastique des val-
« ves de la silique des dentaires et des cardami-
« nées ; il arrête les mouvemens du sommeil des
« feuilles et peut-être celui des fleurs ; il ralentit
« les mouvemens de la sensitive et empêche que
« les excitations ne puissent les déterminer.

« L'investigation anatomique des plantes tuées
« par le poison a prouvé, à M. Gœppert, que les
« vaisseaux spiraux le conduisent sans en paraître
« affectés, mais que les cellules du tissu cellulaire
« perdent par son action leur turgescence vitale,
« et sont comme affaissés et épuisés.

« L'action de l'alcool et des éthers a de grands
« rapports avec celle de l'acide prussique, de l'am-
« moniaque et des huiles éthérées. Ces agens doi-
« vent être mis au nombre de ceux qui altèrent le
« plus rapidement et avec le plus d'intensité la vie
« des végétaux. » (*Physiologie végétale*, par M. DE
CANDOLLE.)

Moyens de reconnaître l'action des agens thérapeutiques sur les animaux.

Lorsqu'il se produit une action sur un être vivant ou sur une partie vivante, quel que soit l'agent
impressionnant et l'être impressionné, toujours
dans cette action l'impression est suivie de ses phénomènes plus ou moins complexes ; chez les animaux, par exemple, elle est suivie de la contraction, pourvu que cette impression ne soit pas trop
intense, car alors la vitalité en plus qui produit la

contractilité est soustraite par l'impression, et la contraction n'a pas lieu. Le mouvement plus ou moins prononcé de contraction ou l'absence plus ou moins complète de ce mouvement, considérés l'un et l'autre séparément, sont chez les animaux une des premières manifestations de l'action immédiate des agens thérapeutiques.

« Tout ce qui s'exécute (dit M. Broussais) par « les mouvemens des instrumens de cette force « supérieure (la vie), c'est-à-dire par les deux au- « tres formes de la matière animale, la fibrine et « la gélatine, se manifeste par le phénomène de « la contractilité. »

« Si l'on soumet un lambeau de muscle, de nerf « ou de tissu cellulaire à l'action d'un stimulus « quelconque, le résultat se réduira à de simples « contractions et mouvemens. » (ROLANDO, *Inductions physiologiques sur les différentes espèces d'excitabilité et d'excitement.*)

« En comparant la permanence de la contrac- « tilité animale, il faut toujours se servir du même « irritant ; car, suivant ceux qu'on emploie, les « effets sont plus ou moins marqués. Déjà tout le « cerveau et les nerfs ne sont plus sensibles aux « agens mécaniques ni chimiques, qu'ils obéissent « encore avec une force extrême aux impulsions « galvaniques. L'irritation des métaux est, de « toutes, celle qui jusqu'à présent offre le moyen « le plus efficace de perpétuer la contractilité ani- « male après la mort.

17

« Si on met un muscle à découvert sur un ani-
« mal vivant, et qu'on l'irrite avec un agent quel-
« conque, il se crispe, se resserre, s'agite. Une
« portion musculaire détachée présente pendant
« quelques instans le même phénomène.

« Tout est excitant pour le muscle mis à nu,
« l'air, l'eau, les sels neutres, les acides, les alca-
« lis, les terres, les métaux, les substances ani-
« males, végétales, etc. Le simple contact suffit
« pour déterminer la contraction. Cependant, ou-
« tre ce contact, il y a encore quelque chose qui
« dépend de la nature des excitans et qui fait varier
« l'intensité des contractions. Une poudre de bois,
« de charbon, de métal, etc., répandue sur les
« muscles d'une grenouille, n'y détermine que de
« légers mouvemens ; versez-y un sel neutre en
« poudre, le sel marin par exemple, aussitôt des
« agitations irrégulières, mille oscillations diverses
« s'y manifestent. Chaque corps est par sa nature
« susceptible d'irriter différemment les muscles,
« comme, suivant les individus, les âges, les tem-
« péramens, les saisons, les climats, etc., les
« muscles sont susceptibles de répondre différem-
« ment aux excitations déterminées sur eux.

« En général j'ai constamment remarqué que
« pendant la vie ces expériences sont moins faciles
« et donnent des résultats beaucoup plus variables.
« Mettez un muscle à découvert, irritez-le à plu-
« sieurs reprises ; tantôt il ne donne pas le moindre
« signe de contractilité ; tantôt il se meut avec

« force : cela varie, d'un instant à l'autre. Au lieu
« que si c'est sur un animal récemment tué que se
« font les expériences, les résultats sont toujours
« à peu près les mêmes dans un temps donné, aux
« différences près cependant de l'affaiblissement que
« subissent les contractions à mesure que l'on s'éloi-
« gne de l'instant de la mort. Jamais il n'arrive de
« voir le muscle obstinément immobile sous les exci-
« tans, comme cela n'est pas rare dans un animal
« qui vit. Cette différence essentielle que les au-
« teurs n'ont point assez indiquée, et que j'ai fré-
« quemment vérifiée sur divers animaux, dépend
« de ce que pendant la vie les effets de l'influence
« nerveuse contrarient ceux des excitans; par
« exemple, si l'animal étend avec force sa cuisse
« par les muscles postérieurs, on a beau irriter
« les antérieurs mis à nu, on ne peut déterminer
« la flexion par cette irritation. L'excitation céré-
« brale dans les extenseurs étant plus forte que
« l'excitation mécanique dans les fléchisseurs,
« l'emporte, etc. » (BICHAT, *Anatomie générale*.)

Le phénomène de contraction n'est-il pas le
même après la mort que pendant la vie? quelles
que soient les circonstances dans lesquelles on observe ce phénomène de contraction, il est un des
moyens les plus faciles et les plus certains de connaître l'action immédiate des agens thérapeutiques;
seulement, après la mort ce phénomène se présente plus isolé et par conséquent donne des résultats plus appréciables. L'action des agens thé-

rapeutiques doit varier selon les degrés de l'é-
chelle où se trouvent placés les animaux soumis
aux expériences, selon la différence des agens employés, selon leur quantité relativement au volume de l'animal, et selon que la vitalité de celui-
ci est plus ou moins concentrée.

ACTION DES PRÉPARATIONS ARSÉNICALES SUR LES
ANIMAUX INFÉRIEURS. — Nous venons de voir que
les préparations arsénicales enlevaient l'impres-
sionabilité des végétaux et les faisaient périr ; elles
agissent d'une manière analogue sur les animaux
en soustrayant leur vitalité en plus. Voici quelques
faits observés chez les animaux inférieurs et rapportés par M. Orfila (*Toxicologie générale*). «Les
animalcules connus sous le nom d'infusoires, et
qui se trouvent dans les infusions végétales et
animales, périssent dans l'espace de dix à trente
minutes lorsqu'on verse une demi-goutte de dissolution d'acide arsénieux dans le liquide qui les
contient.

« Les insectes, tels que les araignées, les mouches, etc., meurent subitement lorsque la dissolution d'acide arsénieux est introduite dans les organes
digestifs, ou appliquée sur les parties molles extérieures. La mort est précédée de mouvemens désordonnés des parties irritables et de l'augmentation
des excrétions. Les larves des mouches vivent un
peu plus long-temps que les insectes ayant subi la
métamorphose.

« La mort des crustacés, déterminée par ce poison, est précédée d'une excrétion très abondante, même dans les organes les plus éloignés du point où la substance vénéneuse a été appliquée. Les muscles sont violemment affectés et dans un état alternatif de contraction et de repos. L'irritabilité est éteinte dès que les mouvemens spontanés ont cessé.

« Les vers, les sangsues, etc., périssent également par l'action de l'acide arsénieux ; la partie qui est immédiatement en contact avec le poison meurt la première, et la vie s'éteint successivement dans les autres. La mort est toujours précédée d'excrétions fréquentes et de mouvemens suivis de l'anéantissement de l'irritabilité.

« Parmi les mollusques, les limaçons périssent de la même manière, surtout lorsque la dissolution arsenicale est appliquée sur la plaie résultant de l'ablation de la tête ou des tentacules : cependant on aperçoit déjà dans cette classe d'animaux des effets différens suivant la partie sur laquelle le poison a été appliqué ; mais, dans tous les cas, il y a constamment augmentation d'excrétion et de mouvement qui est suivie de langueur, de l'anéantissement de l'irritabilité, et de la mort.

« Parmi les poissons, le saumon et le goujon plongés dans une dissolution d'acide arsénieux, périssent d'autant plus vite que celle-ci est plus concentrée.

« Chez les oiseaux empoisonnés par l'acide arsénieux, la mort est précédée d'opisthotonos et de

paralysie. Le cœur, la trachée-artère, l'œsophage
et les muscles des membres, soumis à l'action de
la pile voltaïque immédiatement après la cessation
des mouvemens spontanés donnent encore quelquefois des signes d'irritabilité ; mais le plus souvent cette propriété s'éteint avec la vie, tandis
qu'elle s'observe pendant assez long-temps sur les
mêmes espèces d'oiseaux qu'on a décapités. »

DE L'ACTION DES IMPRESSIONNANS SELON LES DIF-
FÉRENS DEGRÉS DE L'ÉCHELLE.—L'action des agens
impressionnans doit être d'autant plus locale que
l'être est plus simple et moins dépendant d'un
centre d'unité. J'ai coupé la tête à plusieurs poissons (animaux qui n'ont encore qu'un cerveau rudimentaire) ; le tronc et la tête séparés manifes-
taient pendant long-temps des contractions énergiques, lorsqu'ils étaient impressionnés par des
agens physiques ou chimiques. La contractilité
persistait plus long-temps dans les têtes séparées.
En tenant d'autres poissons la tête plongée quelques minutes dans des agens délétères (hydrocya-
nate de potasse, etc.), la mort avait lieu assez ra-
rapidement (1), en présentant cela de remarquable, que le corps du poisson se contractait
long-temps encore après que sa tête ne manifestait plus aucune contractilité sous l'action des

(1) Nous devons rappeler que, dans les circonstances dont
nous parlons actuellement, nous désignons par l'expression
mort. la cessation de l'individualité.

impressionnans. La tête elle seule avait perdu sa vitalité en plus, et le reste de l'animal se contractait comme il l'eût fait après la détroncation.

Nous avons déjà cité des expériences de Spallanzani sur les reptiles, où l'on voit des crapauds mâles, après avoir eu la tête tranchée, remplir encore auprès de leurs femelles les fonctions de la génération.

ACTION DES IMPRESSIONNANS SUR LES MAMMIFÈRES. — J'ai observé sur différens mammifères les contractions musculaires qui ont lieu après la mort, et l'action de quelques impressionnans sur la contractilité. Il est à remarquer que les contractions ne se manifestent après la mort, dans les muscles extérieurs, que lorsqu'elles sont provoquées par l'impression ; alors elles produisent des mouvemens très apparens, tandis que rien n'annonce dans les muscles extérieurs l'action de contraction, aucun mouvement ne se manifeste, lorsque ces muscles ne sont pas impressionnés, et que les animaux après avoir été tués sont abandonnés à eux-mêmes. Les contractions des muscles durent d'autant plus chez les animaux, que l'individualité est moins prononcée. Le cœur fait exception à cette règle, ainsi qu'on pouvait le prévoir, ses contractions semblent offrir d'autant plus de durée que l'être s'approche davantage de l'unité (1). Chez les chevaux, le

(1) « Moscati a expérimenté sur une grenouille, que la sensibilité du cœur était beaucoup moindre que celle des

cœur cesse de se contracter presque aussitôt après la mort et n'est plus impressionnable, tandis que chez les chiens il se contracte plus long-temps que les autres muscles. J'ouvris la poitrine de deux jeunes chiens une heure après leur mort, et je vis, sur les deux, le cœur présenter de légères contractions : l'action du bistouri rendit ces contractions beaucoup plus sensibles. Après avoir ouvert le péricarde, j'appliquai du sel marin qui rendit pendant quelques minutes les contractions continues et aussi rapprochées que pendant la vie.

IMPRESSION DE L'AIR SUR LES MUSCLES. — Lorsqu'aussitôt après la mort on met les muscles des chevaux à découvert (comme je l'ai pratiqué aux écarrissages de Montfaucon), l'air les impressionne, ils se contractent. Les écarrisseurs se rendent compte de ce phénomène, qui leur est très connu, en disant que l'air saisit les chairs. L'impression de l'air, après avoir fait contracter les muscles mis à nu, devient bientôt insuffisante, les contractions cessent. Ces muscles peuvent cependant se contracter encore sous d'autres impressionnans ; ils se contractent de nouveau, si on les impressionne avec la lame du couteau.

IMPRESSION DU BISTOURI SUR LES NERFS. — L'im-

---

muscles de la cuisse. » (BARTHEZ , *Nouveaux élémens de la science de l'homme.*) Ce fait est une preuve que les contractions du cœur sont d'autant moins marquées comparativement à celles des autres muscles, que l'animal est plus simple.

pression des nerfs fait contracter les muscles auxquels ces nerfs se distribuent. L'impression sur les
nerfs diaphragmatiques, fait contracter avec force
le diaphragme long-temps encore après la mort.
En passant la main dans une ouverture faite au
diaphragme et en saisissant une portion de ce
muscle, on sent les mouvemens de contraction
qui ont lieu dans ses fibres lorsqu'on impressionne
le nerf diaphragmatique. Cette expérience peut
être répétée plusieurs fois sur le même cheval;
mais après avoir impressionné le muscle pendant
un certain temps, ses contractions cessent, il faut
laisser la vitalité se dégager de nouveau par la nutrition pendant quelques minutes, pour le voir se
contracter encore par l'impression du nerf.

ACTION DE L'HYDROCHLORATE DE SOUDE. — Aussitôt après la mort, les muscles des chevaux sont
palpitans : des lambeaux de muscles détachés alors
du corps de l'animal, se contractent et s'agitent
en tous sens. Si l'on applique sur une des faces d'un
lambeau de muscle ainsi séparé une couche de sel
marin, il se produit un resserrement général; les
bords du lambeau musculaire se relèvent de tous
côtés, et la surface impressionnée se rétrécit. Cette
contraction, analogue aux contractions tétaniques,
dure sans relâche jusqu'à ce que la vitalité en plus
soit épuisée; alors la contraction cesse et le muscle se détend. Le sel marin, appliqué seulement
en petite quantité sur des lambeaux musculaires,
ne fait qu'accélérer les contractions, si elles exis-

tent déjà, ou les renouvelle si elles ont cessé depuis peu de temps. Lorsque l'agent est appliqué
en petite quantité, les contractions présentent des
alternatives de repos. On voit sur les muscles des
chevaux, des frémissemens fibrillaires et quelques
contractions une heure encore après la mort.

Sur un jeune lapin, je mis à découvert les muscles de la face inférieure du tronc, immédiatement
après la mort ; du sel marin appliqué en très grande
quantité sur tous les muscles mis à nu, occasiona
de fortes contractions qui firent rapprocher l'une de
l'autre les deux pattes de devant auparavant écar-
tées : ces contractions furent très évidentes pendant cinq minutes. Au bout de dix minutes, les
muscles qui avaient été couverts de sel se contractèrent encore sous l'influence du bistouri. L'a-
nimal présenta des contractions dans d'autres muscles, un quart d'heure encore après la mort. Ainsi
l'hydrochlorate de soude peut être considéré
comme un impressionnant fixe, dont l'action est
plus ou moins énergique selon la quantité qu'on
emploie. Son impression n'est jamais assez forte,
du moins dans des circonstances semblables à celles
que nous venons de rapporter, pour soustraire la
vitalité avec une rapidité telle que la contraction
n'ait pas lieu.

ACTION DE L'AMMONIAQUE LIQUIDE. — « L'ammo-
« niaque liquide exerce (dit M. Orfila) une action
« très énergique lorsqu'on l'injecte dans les veines
« et qu'on l'introduit dans l'estomac : elle occa-

« sione presque toujours la mort, tantôt en agis-
« sant sur le système nerveux, et particulièrement
« sur la colonne vertébrale, tantôt en produisant
« une inflammation plus ou moins considérable des
« diverses parties du canal digestif, dont l'irritation
« détermine sympathiquement la lésion du cer-
« veau. » La contractilité était éteinte dans les muscles, aussitôt après la mort, chez les animaux empoisonnés par l'ammoniaque.

Ayant mis à nu les muscles de la face inférieure
du tronc sur un cochon-d'Inde adulte récemment
tué, je répandis dessus vingt-cinq gouttes environ
d'ammoniaque liquide concentrée. Le contact de
cet agent produisit subitement une contraction
générale des muscles impressionnés; après cette
contraction qui fut instantanée, il ne se manifesta
plus de mouvement. Au bout de six minutes, l'action du bistouri put provoquer une légère contraction dans un des muscles du côté gauche de la
paroi thoracique antérieure, après laquelle les
muscles déjà impressionnés ne répondirent plus à
aucun agent; tandis que d'autres muscles du même animal manifestèrent encore de la contractilité
pendant plus de dix minutes.

J'appliquai sur les muscles d'un jeune lapin,
immédiatement après l'avoir tué, trente gouttes
environ d'ammoniaque liquide concentrée : il n'y
eut qu'une faible contraction des muscles impressionnés qui restèrent immobiles sous l'action du

bistouri. Dix minutes après, le cœur et les autres muscles de l'animal se contractaient encore.

L'ammoniaque concentrée doit donc être regardée comme un impressionnant volatil, qui soustrait la vitalité avec plus de rapidité qu'elle ne se dégage par la nutrition. Cependant, puisque dans l'impression de l'ammoniaque il y a un commencement de contraction, cette impression enlève la vitalité animale avec une vitesse moindre que l'agent dont nous allons parler.

ACTION DE L'ACIDE PRUSSIQUE. — Sur deux rats récemment tués, j'ai mis à nu les muscles de la face inférieure du tronc, et j'ai fait tomber sur le côté gauche de chacun de ces animaux, trois gouttes d'acide prussique médicinal; j'ai étendu le liquide sur les muscles de ce côté; ces muscles n'ont présenté que le frémissement fibrillaire dont la durée fut très courte (1), les contractions ont été nulles, même sous l'action des autres impressionnans. Les muscles du côté droit ont manifesté des contractions aussi apparentes que chez d'autres rats soumis à des impressionnans peu actifs, ces contractions ont duré plus d'un quart d'heure.

« L'extrémité d'un petit tube de verre (dit « M. Magendie), trempée légèrement dans un « flacon contenant quelques gouttes d'acide hydro-

(1) L'acide prussique concentré eût certainement empêché le mouvement fibrillaire.

« cyanique pur, fut transportée immédiatement
« dans la gueule d'un chien vigoureux. A peine le
« tube avait-il touché la langue que l'animal fit deux
« ou trois grandes inspirations précipitées et tomba
« roide mort. Il fut impossible de trouver dans ses
« organes musculaires locomoteurs aucune trace
« d'irritabilité.

« Quelques atomes d'acide hydrocyanique furent
« appliqués sur l'œil d'un chien. On observa des
« effets semblables et aussi meurtriers.

« On injecta dans la veine jugulaire d'un chien
« une goutte d'acide hydrocyanique étendu de
« quatre gouttes d'alcool. L'animal mourut sur-le-
« champ, comme s'il eût été frappé d'un boulet
« ou de la foudre. » (*Annales de Chimie et de
Physique.*)

« L'acide hydro-cyanique ne détermine point
« (dit M. Orfila) l'inflammation des tissus sur les-
« quels il a été appliqué, lorsqu'il tue prompte-
« ment. »

Ainsi l'acide hydro-cyanique concentré est un
impressionnant volatil, qui soustrait la vitalité
avec une rapidité telle que l'immobilité suit instantanément son impression.

Une impression trop forte est suivie de la stupeur et de la mort et jamais de l'hypérémie active.
Si l'être impressionné survit à cette impression,
l'organe de cet être où elle a eu lieu doit mourir.

L'action de l'acide hydro-cyanique est d'autant
plus active que les êtres sont plus élevés et que

cette action est plus immédiate. Lorsque l'acide est étendu, il se produit divers phénomènes qui sont des effets de son action médiate. Les muscles extérieurs ne recevant son impression qu'au moyen du système nerveux, manifestent diverses contractions, le tétanos, etc., ou tombent en paralysie ; selon que l'impression n'a fait qu'agir fortement sur le centre nerveux ou sur le nerf auquel ils sont soumis, ou que cette impression a été telle que toute la vitalité en plus du centre nerveux ou du nerf a été soustraite.

ACTION DU LAUDANUM DE SYDENHAM. — Sur une femelle de cochon-d'Inde, adulte, aussitôt après la mort, j'enlevai les tégumens de la face inférieure du tronc. Sur les muscles mis à nu je répandis environ trente gouttes de laudanum de Sydenham. Pendant dix minutes les contractions furent nulles; au bout de ce temps je piquai les muscles avec le bistouri, ils se contractèrent faiblement. Une demi-heure après la mort, j'approchai un charbon ardent qui n'occasiona aucune contraction.

Sur un chat adulte qui venait d'être tué, les muscles mis à nu se contractaient avec énergie. Le laudanum de Sydenham, appliqué sur un des côtés de la poitrine, arrêta de suite les contractions; elles continuèrent de l'autre côté pendant près d'une demi-heure.

Ainsi, le laudanum de Sydenham est un impressionnant qui, à haute dose, soustrait la vitalité avec plus de rapidité qu'elle ne peut se dégager par la nutrition : je dis à haute dose ; car lorsque le laudanum est appliqué sur un muscle, en petite quantité relativement au volume de celui-ci, il se manifeste des contractions ; ainsi j'ai vu le cœur des chiens, après leur mort, se contracter sous l'impression du laudanum. Le cœur offre une épaisseur considérable surtout dans son ventricule gauche ; l'impression de sa surface peut ne pas atteindre l'intérieur de ses fibres charnues. L'action de l'opium sur les animaux produit des effets différens selon qu'elle est médiate ou immédiate ; dans le dernier cas elle soustrait la vitalité en plus, lorsque l'agent est en grande quantité ; dans le premier, elle agit sur les centres nerveux, et lorsque l'impression est intense elle est transmise aux muscles ; de là diverses contractions. La morphine en soustrayant la vitalité de l'encéphale peut déterminer son hypérémie passive. « A l'ou- « verture des cadavres des animaux empoisonnés « par l'acétate de morphine, on ne découvre (dit « M. Orfila) aucune altération du canal digestif, « ni des autres organes. » Alors toute la vitalité animale avait été soustraite par l'impression.

ACTION DU SULFATE DE QUININE. — Un jeune cochon-d'Inde, dont j'enlevai les tégumens après l'avoir tué, manifesta des contractions musculaires pendant dix minutes : après lesquelles du sulfate de quinine ayant été appliqué, les contractions parurent se ranimer ; elles durèrent en tout une demi-heure.

Un rat adulte, après la mort, ayant manifesté des contractions musculaires dans la partie antérieure du tronc, pendant dix minutes, par l'effet de la seule impression atmosphérique sur les muscles mis à nu, et les contractions ayant cessé, j'appliquai sur ces mêmes muscles du sulfate de quinine ; il se produisit de nouveau des contractions pendant encore dix minutes. Trois quarts d'heure après la mort de l'animal, lorsqu'il ne se manifestait aucune contraction sous l'influence de l'agent pharmaceutique pas plus que sous celle du bistouri, un charbon ardent approché des muscles déjà impressionnés a de nouveau provoqué une contraction très apparente.

Le sulfate de quinine est donc un impressionnant fixe dont l'action active la nutrition, puisque son application accélère et renouvelle même les contractions pendant un assez long temps. Le sulfate de quinine ne soustrait pas, par son impression, la vitalité avec plus de rapidité qu'elle ne peut se dégager par la nutrition, puisque les contractions qu'il occasione sont de longue durée, et que lorsqu'elles ont cessé, les muscles sur lesquels il a agi peuvent se contracter de nouveau sous des impressionnans plus actifs. L'action de cet impressionnant, dans l'être vivant, doit donc accélérer l'assimilation des substances nutritives et l'excrétion des matériaux de décomposition. L'impression du sulfate de quinine diffère de celle des impressionnans chimiques : comme eux il n'exerce pas une attraction chimique diminuant l'attraction vitale entre les organes et les liquides d'assimilation.

DE LA MANIÈRE DONT SE MANIFESTE L'ACTION DES IMPRESSIONNANS. — Ainsi, soit après la mort ou la cessation de l'individualité, soit pendant la vie, l'action des agens thérapeutiques se manifeste, chez les animaux, par la diminution, ou la cessation des fonctions animales, ou bien par la contraction. L'impression agit dans l'être vivant en faisant produire les fonctions et les actions auxquelles correspond l'agent impressionnant : l'émétique, par exemple, quelle que soit la voie par laquelle il arrive, va porter son action sur le centre des mouvemens du vomissement. Ainsi qu'en agissant d'une manière immédiate et mécanique sur certains centres nerveux on détermine certains mouvemens ; ainsi lorsque le tartre stibié, qui par son impression occasione des mouvemens dans le sens qui lui est opposé, est porté par la circulation sur les centres nerveux, les organes auxquels ces centres président exécutent des actions en sens opposé à cet agent d'impression.

CONDITIONS QUI FONT VARIER CETTE ACTION. — Les impressionnans peuvent agir plus rapidement, lorsqu'ils sont portés par la circulation dans le tissu des organes, parce qu'alors leur action s'exerce plus immédiatement sur la molécule vivante dans le mouvement de sécrétion additionnelle. Ainsi le principe actif de la belladone injecté dans les veines, produit plus rapidement la

18

dilatation de la pupille que lorsqu'il est appliqué sur l'œil immédiatement.

De quelque manière que soit appliqué un agent thérapeutique, il produit toujours une action d'impression suivie des résultats que nous avons signalés ; et cette action immédiate que nous venons de décrire, est parfaitement d'accord avec ce que nous avons dit précédemment des impressions médiates.

Une petite quantité d'un impressionnant très actif peut équivaloir à une quantité considérable d'un impressionnant peu énergique.

Il y a dans la nature des impressions, autant que dans leur quantité, des conditions qui font varier leur action ; l'atome de vaccin produit des effets différens que ceux produits par l'opium, etc. C'est dans la nature des agens d'impression plutôt que dans la nature de l'impression, que doit être cherchée la différence d'action des impressionnans ; c'est-à-dire que l'essence de l'impression étant la même, les effets de l'impression seront différens selon que le comportera la nature de l'agent : ainsi un virus produira une éruption, lorsqu'après avoir impressionné l'organisation il aura été porté à la peau par les mouvemens de nutrition et de circulation (cela dans un temps plus ou moins long); tandis que l'ammoniaque appliquée sur la surface externe produira une phlyctène dans quelques minutes, ou qu'un impressionnant impondérable, comme le calorique, la produira subitement. Le mode de l'éruption dépendra de la manière dont sera distribué à la peau le principe impressionnant : il ne se forme des pustules dans la variole, que parce que l'épiderme s'oppose à l'excrétion du liquide sécrété par le derme.

Chaque impressionnant différent doit produire une impression différente. Cependant puisque l'action des agens thérapeutiques consiste principalement dans l'impression, on doit, ainsi que l'expérience le prouve, pouvoir les remplacer plus ou moins les uns par les autres : chaque âge, chaque époque a prôné plus spécialement quelques uns d'entre eux.

Nous devons faire observer encore qu'outre ces différences d'action, provenant de la différence des agens, il doit s'en trouver de très nombreuses provenant des conditions où se trouvent les êtres et du degré qu'ils occupent dans l'échelle.

L'opium agit plus lentement sur la sensitive que sur les mammifères.

Les animaux soumis au sommeil léthargique sont, pendant toute sa durée, très peu impressionnables.

Les conditions d'organisation font varier l'impressionnabilité. « Dans le hérisson quinze paires « de nerfs dorsales et lombaires envoient au muscle « peaucier autant de rameaux, infiniment supé- « rieurs à ceux qu'exigeraient des muscles ordi- « naires.

« Sans doute cet excès de volume de ces nerfs

« est relatif à une plus longue durée de l'action
« musculaire, car j'ai vu les fibres du peaucier se
« contracter sous la pointe du scalpel, plus de deux
« heures après que les autres muscles ne répon-
« daient plus à cette excitation. » (*Anatomie des
systèmes nerveux des animaux à vertèbres*, par
MM. Magendie et Desmoulins.) La plus longue
durée des contractions dans le muscle peaucier du
hérisson, dépend donc de ce que dans ce muscle
la vitalité est plus concentrée ; et de ce que ce
muscle est plus individualisé, en quelque sorte,
par le développement de son système nerveux.

Il y a encore de grandes différences dans la contractilité, selon l'âge, le sexe et l'état de santé des
animaux.

CHAPITRE VIII.

DES IMPRESSIONNANS NUTRITIFS.

La dernière classe des impressionnans, les impressionnans nutritifs exercent une action non
moins importante à considérer que celle des autres
agens.

Le liquide nourricier doit contenir les différens
principes des organes : il porte dans les organes

les matériaux qui leur sont propres, mais qui se trouvent mêlés et quelquefois unis à des substances étrangères, substances qui peuvent être en affinité avec d'autres organes de l'individu ou n'avoir d'affinité pour aucun d'entre eux. L'action d'attraction des organes ne s'exerce que sur les matériaux qui leur sont propres. Ce n'est qu'entre les organes et les matériaux qui leur sont propres qu'il y a identité élémentaire. Les matériaux du liquide organisable, lorsqu'ils sont en contact avec les organes auxquels ils sont étrangers les impressionnent, et selon que cette impression est en plus ou en moins surviennent différens phénomènes très importans en pathologie. On doit donc étudier les substances alimentaires, autant sous le rapport de leurs principes impressionnans que sous celui de leurs principes nutritifs ; la connaissance des différences qu'ils présentent sous ce premier rapport est essentielle pour le thérapeutiste.

LIVRE NEUVIÈME.

THÉRAPEUTIQUE.

—••••—

CHAPITRE PREMIER.

CONSIDÉRATIONS SUR LA NÉCESSITÉ DE LA THÉRAPEUTIQUE.

Les lois qui régissent les êtres organisés sont telles que la conservation des espèces paraît être seule assurée par le grand nombre des individus, et par des moyens très multipliés de reproduction. Les individus considérés séparément, paraissent soumis aux lois de désorganisation avec plus de rapidité que ne le comporte la durée ordinaire de leur existence. Plusieurs êtres doivent à eux-mêmes la prolongation de leur vie plus qu'aux lois qui les régissent, ou plutôt leur propre existence leur est confiée par ces lois. Sans leurs industries variées, un grand nombre d'espèces animales verraient la plupart de leurs individus victimes de l'intempérie des saisons, et souvent dans leurs maladies, beaucoup d'êtres succomberaient sans les secours de la thérapeutique. Les altérations de l'organisation changent les besoins organiques et déterminent les animaux à user des moyens thérapeutiques, le repos, la diète, l'eau, certaines plantes médicinales, la fraîcheur et le calorique sont employés par eux. Mais l'homme ayant son existence confiée à sa raison, plus encore que celle des animaux ne l'est à leur intelligence, doit employer toute la nature pour remédier à ses nombreuses maladies (1).

CHAPITRE II.

DU TRAITEMENT DES MALADIES.

Le traitement des maladies consiste dans la manière dont on gouverne les malades ; dans l'emploi des moyens et des agens thérapeutiques : ces moyens sont les conditions physiques et organiques dans lesquelles on place les êtres malades et leurs

(1) Le nombre des maladies chez les êtres vivans doit être en raison de la complication organique de ces êtres.

organes lésés ; un os fracturé doit avoir les extrémités de ses fragmens mises en rapport ; on met
en rapport l'écorce des arbres, quand on les
greffe, etc.

Lorsque deux parties vivantes et séparées sont
mises en rapport, de manière à ce qu'il y ait contact entre leurs liquides organisables, ces deux parties s'unissent au moyen de leurs liquides, pourvu
qu'il y ait attraction entre ces derniers : alors il se
forme des vaisseaux de communication entre ces
parties, lorsqu'elles ont l'une et l'autre les conditions nécessaires à la continuation de la vie. « Les
« pseudo-membranes sont le produit de la préci-
« pitation, de la condensation, d'une sorte d'agré-
« gation régulière de la fibrine du sérum, c'est-
« à-dire de la partie la plus avancée en organisa-
« tion du sang blanc. C'est en passant par ce de-
« gré de combinaison, que la nature parvient à
« l'accomplissement de productions d'abord fort
« simples, mais qui, dans leur état d'achèvement,
« peuvent atteindre le plus haut degré de compli-
« cation........... Les globules blancs se précipi-
« tent ; ces globules s'unissent et forment ainsi, par
« la simple condensation de molécules similaires,
« la trame de la pseudo-membrane par laquelle il
« faut que tout commence.

« Dans l'embryon, nous avons montré la for-
« mation du sang, d'abord blanc, puis rouge, se
« traçant des voies assez régulières et qui devien-
« nent ensuite des vaisseaux ;..... de même, nous

« avons démontré que dans les produits organi-
« ques morbides on voyait naître du sang, dont
« nous n'avons pu, il est vrai, constater que l'état
« rouge, mais qui dans les voies régulières qu'il
« se trace, parvient à former un appareil vascu-
« laire propre au corps nouveau, sans le moin-
« dre rapport avec les organes normaux environ-
» nans. » (*Recherches sur la formation des embryons des oiseaux*, par MM. DELPECH et COSTE.)
Lorsque les parties vivantes de deux êtres de genres différens sont mises en rapport de la manière
que nous venons d'indiquer, le liquide organisable
de chacun de ces êtres n'agit plus sur l'être auquel il est étranger, que comme impressionnant,
l'impression qu'il produit nécessite l'excrétion, et
il ne peut plus y avoir union entre les parties.
C'est ce qui arrive chez les plantes, lorsque l'on
greffe ensemble des espèces trop éloignées.

PRINCIPAUX MOYENS THÉRAPEUTIQUES. — Le thérapeutiste (comme l'a dit Hippocrate) n'a que
deux manières d'agir, l'addition et la soustraction;
ces deux moyens il les emploie plus ou moins
exclusivement, ou il les combine plus ou moins
ensemble.

EXEMPLES DE L'EMPLOI DE CES MOYENS. — L'être
qui manque de nourriture doit en recevoir, cependant par degrés, afin que l'équilibre de ses fonctions ne soit pas troublé; il en est ainsi du calorique,
de la lumière, de l'air atmosphérique, etc. On doit
empêcher l'hypertrophie d'un organe, afin que les

autres organes ne soient pas privés de leurs sucs nourriciers. Les branches gourmandes des arbres doivent être retranchées. Dans les anévrismes du cœur, dans la pléthore générale, dans les hypérémies actives, on doit pratiquer des saignées, diminuer les alimens et les impressions, etc.

Toutes les fois qu'un organe altéré trop profondément pourra être enlevé, on simplifiera la maladie en l'enlevant.

Un grand nombre de phénomènes pathologiques ne sont que la manifestation de la marche que doit nécessairement suivre l'organisation pour réparer les altérations morbides. Ne serait-ce pas par le besoin d'impression qu'éprouve l'économie, que la sécrétion du foie est activée dans la fièvre? Donc dans une hypérémie active il faudrait hâter le mouvement de décomposition, ou soustraire les matériaux en plus. Dans plusieurs circonstances il doit être avantageux de provoquer les sympathies, puisque nous voyons l'organisme produire des actions en raison de ses besoins.

Après une contusion, une plaie, ou une opération chirurgicale, il faut diminuer les impressionnans, l'hypérémie survient parce que l'impression a activé la nutrition, et cette suraction ne cesse que par l'amaigrissement.

D'après les recherches de MM. Prévôt et Dumas, les globules du sang sont dans un rapport d'autant plus élevé à l'égard de sa partie aqueuse, que les animaux dégagent plus de calorique. M. Edwards

fait remarquer que dans la pneumonie, la soustraction du sang diminue le besoin de la respiration. Dans les hypérémies actives, la diète, les
évacuations sanguines et les boissons aqueuses diminuent la quantité relative des globules du sang,
la faculté de dégager du calorique, et font descendre
le mouvement nutritif vers le type des animaux à
sang froid, effet qui est en raison inverse de celui
de l'hypérémie active.

« Il n'y a presque aucun fluide, excepté le sérum,
« qui, mêlé avec le sang, n'altère plus ou moins
« les formes de ses particules, ce qui est proba-
« blement le résultat de quelque changement chi-
« mique.

« Il n'y a aucun fluide qui, mêlé avec le sang,
« produise une altération aussi remarquable et
« soudaine dans les particules que celle que l'eau
« pure occasione. Avec une rapidité que, malgré
« toutes les précautions, l'œil essaie en vain de
« suivre, elles changent leur forme aplatie en
« une forme globulaire qui, d'après la netteté et
« la clarté des images qu'elles réfléchissent comme
« une lentille convexe, doit être presque parfaite.»
(*Notice sur quelques observations microscopiques
sur le sang et le tissu des animaux,* par le docteur Hodgkin et Lyster. *Annales des sciences
naturelles.*)

La forme globulaire des particules du sang doit
faciliter les mouvemens dans la circulation.

Les boissons aqueuses en remplissant les tissus

diminuent l'attraction vitale et préviennent des hypérémies actives occasionées par des causes diverses, par l'impression de la faim, par une trop grande abondance de principes nutritifs, etc. ; elles facilitent en même temps l'excrétion des matériaux de décomposition qu'elles reçoivent et emportent au dehors, matériaux qui sont aussi des agens d'impression et par là même des causes d'hypérémies actives.

En enlevant artificiellement les matériaux de décomposition, on prévient le développement d'un grand nombre de phénomènes morbides ; ainsi la soustraction de l'urine retenue dans la vessie, prévient l'hypérémie de cet organe, etc.

La soustraction des agens d'impression et des agens de nutrition, les évacuations sanguines, seront avantageuses toutes les fois qu'il y aura hypérémie active, et que par cette hypérémie les fonctions de l'organe ou de l'organisme seront enrayées ; mais elles seront inutiles ou même nuisibles, toutes les fois que les altérations des fonctions ne proviendront que de l'impression des agens de décomposition ; alors en soustrayant le liquide organisable on diminuera l'action d'excrétion, on augmentera l'action des principes impressionnans ; de là, des spasmes, des convulsions. « Croire que dans « toute congestion (dit M. Andral) il n'y a autre « chose à faire qu'à tirer du sang, c'est ne voir « qu'un des élémens d'un phénomène très com- « pliqué..... L'indication majeure qui se présente

« à remplir, lorsque l'hypérémie ne dépend point
« d'une simple cause irritante externe ; cette indi-
« cation consiste à combattre la cause même qui
« produit la congestion. » (*Précis d'anatomie*
pathologique.)

Otera-t-on la lumière à la plante étiolée ? Qui
oserait employer les évacuations sanguines contre
les déviations de la colonne vertébrale dans le rachitisme ? Quand tous les matériaux organiques
semblent se confondre faute d'action et d'impression, ne sera-t-il pas nécessaire de provoquer l'action des organes pour les forcer à se dessiner et à
se spécialiser ?

Dans toutes les affections il est très important
de régler le mouvement de nutrition. « Un mou-
« vement récréatif ou un travail pénible arrête les
« divagations insensées des aliénés, prévient les
« congestions vers la tête, rend la circulation plus
« uniforme et prépare un sommeil tranquille. »
Pinel, *Traité médico-philosophique sur l'aliéna-*
tion mentale.)

Les alimens salés activent la décomposition plus
qu'ils ne fournissent à la composition ; de là les
phénomènes du scorbut ; l'usage des anti-scorbu-
tiques sera fort inutile sans une alimentation con-
venable.

Ainsi qu'il a été démontré qu'il devait se trouver dans les substances nutritives des élémens
correspondans à ceux des organes, ainsi lorsqu'il
est reconnu que les organes ou les liquides man-

quent de certains élémens, on doit donner des substances alimentaires où ces élémens se trouvent en plus grande quantité.

Lorsqu'il se dégage dans les organes une quantité trop grande de vitalité en plus, parce que la nutrition a été accélérée par certaines impressions, cette vitalité en plus occasionera différens phénomènes morbides; en la soustrayant on rétablira l'équilibre des fonctions, on préviendra l'hypérémie et on facilitera la guérison. L'opium administré à certaines doses produit dans ces circonstances l'effet désiré, il calme les douleurs, etc. Dans le pays où j'ai soigné les malades pendant l'épidémie de 1832, j'ai été surpris de la facilité avec laquelle l'opium arrêta, le plus souvent, les contractions et les sécrétions du canal digestif.

C'est seulement par l'usage des impressionnans qu'on parvient à faire disparaître un grand nombre d'altérations, les exostoses syphilitiques, certaines affections cutanées.

Un grand nombre d'hypérémies arrivées à l'état stationnaire sont activées dans leur marche décroissante par l'impression artificielle sur d'autres organes.

Souvent par l'effet d'une hypérémie active les membranes deviennent trop perméables, l'impression activant la nutrition, cet excès de perméabilité cesse.

Un grand nombre d'agens, après leur action,

laissent l'impressionnabilité diminuée; tel est le vaccin, etc.

Certains états morbides très complexes sont guéris par l'emploi de moyens très différens : cela ne provient-il pas de ce que ces moyens enlèvent une des complications, ou facilitent quelques fonctions enrayées. Le froid donne la diarrhée et la guérit.

Des agens variés impressionnent davantage qu'une quantité équivalente du principe actif d'un même agent, parce que dans le premier cas il y a moins que dans le dernier tolérance ou habitude de l'impression.

On doit, en thérapeutique, s'abstenir d'impressionner trop fortement; toutes les fois que la composition n'est pas en raison de la décomposition, l'action est suivie de la prostration.

CHAPITRE III.

APPLICATION DE LA THÉORIE DE LA VITALITÉ AU TRAITEMENT SPÉCIAL D'UNE MALADIE.

Après avoir fait l'application de la théorie de la vitalité à un groupe déterminé de phénomènes pathologiques, nous devons en thérapeutique, ainsi que nous l'avons annoncé, faire ressortir quelques indications faciles à déduire des lois établies. C'est là un des grands avantages des sciences, de prévoir les faits par la connaissance des principes.

Ainsi donc en suivant dans la thérapeutique de la gangrène les conséquences des principes que nous avons établis, il sera nécessaire d'ajouter à l'organisation des impressionnans qui activeront le mouvement nutritif, toutes les fois que la maladie proviendra de ce que ce mouvement sera en moins (1). Il faudra au contraire soustraire à

(1) « Pendant le cours de certaines maladies aiguës, dit « M. Andral, dans lesquelles les fonctions du système ner- « veux sont plus ou moins gravement altérées, plusieurs « parties de l'enveloppe cutanée sont à peine irritées; que « leur teinte, de rouge qu'elle était, devient violacée, « brune ou noire, et à la place d'une congestion sanguine « apparaît une gangrène. Nul doute qu'en pareil cas, il n'y « ait eu d'abord dans ces parties, dont la gangrène s'est em- « parée, une hypérémie active; mais, est-ce l'excès d'irrita- « tion qui a éteint la vie? Je ne le pense pas; il me paraît « très probable qu'en raison des conditions spéciales dans les- « quelles se trouve placée l'innervation, le sang, après s'être « accumulé pendant un certain temps en un point de la « peau, ne peut plus en sortir, y stagne, parce que les « vaisseaux capillaires, privés de l'influx nerveux qui préside « à leurs fonctions, ne peuvent plus le chasser; et dès lors « l'hypérémie sthénique se trouve changée en une hypérémie

l'organisation pour modérer ce mouvement nutritif lorsque son accélération devra amener la
maladie.

Les rapports immédiats de la physique et de la
chimie avec la science de l'organisation, peuvent
encore ici être indiqués. Il est évident que pour
empêcher l'action des agens de décomposition sur
les parties vivantes, il faudra changer la nature
physique et chimique de ces agens, recourir à
l'emploi du charbon et des chlorures, expulser et
neutraliser les poisons introduits dans le canal digestif; fixer ou détruire les parties gangrenées

« asthénique. La fréquence de la gangrène en pareil cas est
« en raison directe de l'altération qu'a subie l'innervation :
« on l'observe surtout dans les épidémies de pestes, de ty-
« phus; alors il n'est plus même nécessaire, pour qu'elle se
« produise, qu'une hypérémie active antécédente ait eu lieu ;
« souvent en un ou plusieurs points la peau vient à rou-
« gir spontanément, puis elle brunit, et une escarre est for-
« mée. Ces faits étant ainsi interprétés, on en déduit facile-
« ment les applications thérapeutiques, et la théorie justifie
« l'ancienne pratique qui consiste à exciser, à couvrir de
« poudre de quinquina, etc., les rougeurs, les vésicatoires,
« les excoriations, les plaies qui existent chez les individus
« atteints de fièvres graves, lorsque ces surfaces irritées
« viennent à prendre une teinte grise ou brunâtre.
 « Dans une partie qui tend à se gangréner, il y a donc
« autre chose à considérer, soit pour l'explication des phé-
« nomènes, soit pour le choix des méthodes thérapeutiques,
« que le travail inflammatoire plus ou moins intense qui a
« été le point de départ. »

au moyen des caustiques concentrés ou du cautère
actuel, lorsque les matériaux de décomposition
qui sont dans ces parties gangrenées peuvent
encore impressionner les parties vivantes de
manière à continuer la maladie; faire cesser les
compressions qui s'opposent aux fonctions vitales;
enfin enlever les parties mortes en observant certaines conditions. Si on ampute un membre avant
qu'il se soit manifesté un certain degré d'hypérémie active indiquant l'action éliminatoire, lorsque dans ce membre il y aura de la vitalité en
moins, l'impression produite par l'amputation soustraira toute la vitalité des parties impressionnées,
et ces parties restantes se gangréneront encore
après l'opération.

Tous ces préceptes fournis par l'expérience sont
des conséquences rigoureuses des principes que
nous avons établis.

Notre but n'était pas de donner une mono-
graphie de la gangrène, mais d'indiquer la relation qui se trouve entre les détails et l'ensemble
de la nature, et de montrer que cette relation
existant entre les phénomènes spéciaux et les lois
premières ne peut être saisie qu'à l'aide d'une
théorie générale. Comme toutes les questions s'en-
chaînent, on ne pourrait donner (au moins pour
la pathologie humaine) la solution entière d'une
d'elles en particulier, qu'à l'aide d'un traité complet de la science de l'organisation.

CHAPITRE IV.

DE L'EXPÉRIENCE.

Nous venons de voir que les conséquences des principes que nous avons établis, étaient parfaitement d'accord avec les préceptes fournis par l'expérience. L'expérience (en prenant ce terme dans toutes les acceptions possibles) doit donc toujours guider le thérapeutiste, et ce n'est que dans son absence que vient l'incertitude. La thérapeutique doit s'étendre à tous les moyens de connaître que l'homme peut posséder. Les lois de l'organisation pouvant être étudiées dans tous les degrés organiques, l'homme doit mettre à profit pour ses maladies, tous les êtres organisés, comme il le fait pour ses besoins.

Il y aurait à effectuer une série d'expériences sur un grand nombre d'êtres qui occupent chaque degré de l'échelle, où on leur ferait subir toutes les modifications possibles, par tous les moyens possibles. En réunissant les expériences déjà faites, surtout dans ces temps modernes, une partie de ce cadre immense se trouverait remplie. Ce serait là un moyen de faire ressortir toutes ces lois organiques qui, dans l'homme, sont si compliquées.

RÉFLEXIONS.

Après avoir passé en revue tous les êtres organisés, après avoir cherché à connaître et à déterminer les lois qui les régissent : en allant du plus simple au plus composé, nous sommes arrivés à l'étude des maladies de l'homme, nous avons examiné les rapports existans entre les lois qui régissent l'homme-malade et les autres lois de la nature ; nous avons vu partout régner l'harmonie.

Tout s'enchaîne dans ce bel ordre de l'univers, seulement on concevrait que l'homme fût plus heureux qu'il ne l'est ; lui seul paraît murmurer contre sa destinée ; sans doute il existe une cause pour laquelle il est privé de ce bonheur qu'il conçoit, mais cette cause elle-même a été mise en accord avec le reste de la nature : il semble qu'il y a eu un grand désordre réparé depuis autant que possible. L'homme trouve dans les sciences les moyens de remédier à un grand nombre de ses maux.

Je viens d'envisager un sujet qui me paraît immense ; dans une esquisse aussi rapidement tracée, beaucoup de vues doivent avoir été omises. Mais en étendant cette théorie on pourrait, je crois, rallier toutes les vérités auxquelles les autres théories se sont rattachées, et rapporter à quelques uns de ses points toutes les vues plus ou moins générales qui ont été présentées. Toutefois, je n'ai point eu la pensée d'enlever aux anciens leur pneuma, à Van-Helmont son archée, à Stahl son âme matérielle, à Barthez le principe vital, mais seulement d'envisager les seules propriétés matérielles des êtres organisés, coordonnées à l'aide d'une expression générale d'après la méthode des sciences physiques.

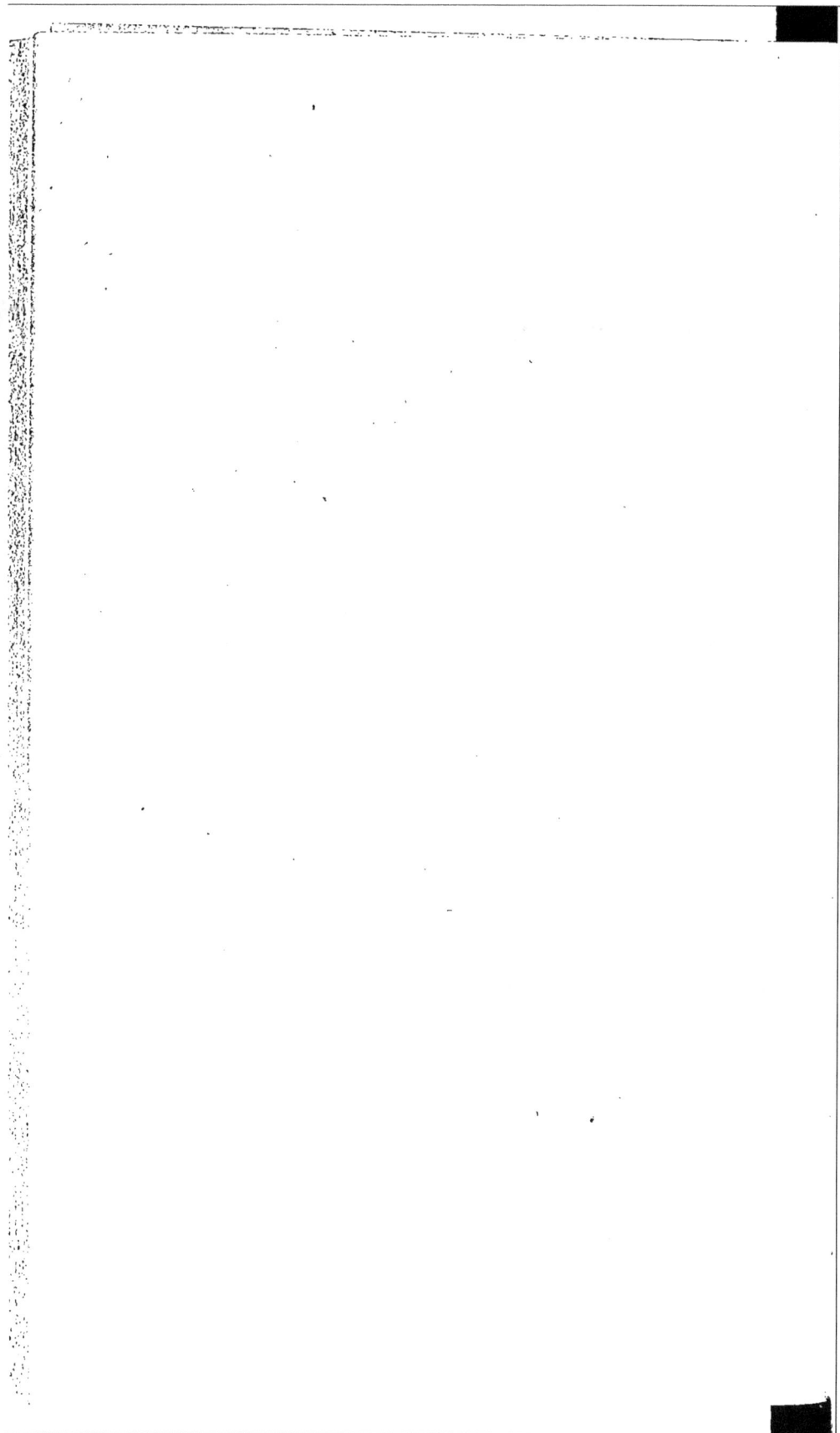

TABLE ANALYTIQUE

DES MATIÈRES.

PROJET D'UN ESSAI SUR LA VITALITÉ.

LIVRE PREMIER.

GÉNÉRALITÉS ET PREMIERS PRINCIPES.

LIVRE DEUXIÈME.

DES VÉGÉTAUX.

LIVRE TROISIÈME.

DES ANIMAUX INVERTÉBRÉS.

Description des polypes. — Reproduction. — Du rotifère à l'état de vitalité latente. — Première apparition de la cavité intérieure. — Digestion. — Action de la lumière sur les polypes. — Polypes composés. — Sécrétion de la surface externe. — du phénomène de phosphorescence.

Première apparition de l'organe respiratoire.

Des radiaires échinodermes.

Commencement du système circulatoire chez les animaux. — Commencement du système musculaire.

Des astéries.

Reproduction. — Mouvement extérieur. — Première apparence du système nerveux. — Considération du système nerveux à son état de simplicité. — Dégagement de la vitalité dans le système nerveux. — Système nerveux des astéries. — De l'impression considérée dans le système nerveux. — Différence entre la physiologie de l'astérie et celle du polype. — Définition de la myotilité. — Définition de l'action ou de l'acte. — Sensation et sensibilité. — Définition du sens. — Imperfection du langage physiologique. — Du consensus ou de la sympathie. — Définition du terme besoin. — Effet du besoin. — Différences des effets de l'impression, selon que les animaux ont un système nerveux ou qu'ils en sont dépourvus. — Sens différens dans lesquels s'exécutent les mouvemens. — Définition du plaisir et de la douleur.

Des oursins.

Double ouverture du canal intestinal.

Anatomie des vers. — Des ganglions ou premiers centres nerveux. — Nerfs sensitifs et nerfs moteurs. — Définition de la perception. — Définition de la détermination. — Effet de l'impression. — Rapport entre le besoin et l'action. — Communication entre les ganglions nerveux des vers. — Actions produites par le besoin d'alimens. — Ma-

LIVRE CINQUIÈME.

DES MAMMIFÈRES.

LIVRE SIXIÈME.

DE L'HOMME.

LIVRE SEPTIÈME.

PATHOLOGIE.

autres phénomènes organiques. — Causes premières des modifications et altérations pathologiques.

Défaut d'équilibre entre les fonctions. —Influences de l'attraction nutritive et de sa diminution. — Du trouble plus rapide de certaines fonctions.

LIVRE HUITIÈME.

MATIÈRE MÉDICALE.

20

différentes qui se trouvent réunies dans quelques substances. — Du langage employé en matière médicale. — Analogie dans l'action des impressionnans. — Doctrine des contre-stimulistes. — Différence entre l'impression cause de l'hypérémie et l'impression qui la guérit. — Différence de l'action des agens thérapeutiques, selon les circonstances, selon les organes et selon les êtres vivans.

LIVRE NEUVIÈME.

THÉRAPEUTIQUE.

ERRATA.

Page 9, ligne 30, l'ordre organique, *lisez* : l'ordre inorganique.

45, ligne 9, dans ce qui reproduit avant, *lisez* : reproduit, avant.

108, ligne 12, d'actions extérieures, *lisez* : d'impressions extérieures.

116, ligne 28, Tomassini, *lisez* : Tommasini.

130, ligne 27, après décomposition, *mettez un* point *au
lieu de la* virgule.

136, ligne 22, que l'animal sera élevé, *lisez* : que l'animal sera plus élevé.

140, ligne 13, est le plus prononcée, *lisez* : est plus prononcée.

142, ligne 2, comme les vers, *lisez* : comme chez les
vers.

157, ligne 23, de la moelle épinière, *lisez* : dans la
moelle épinière.

165, ligne 14, soit rompue, *lisez* : soit interrompue.

235, ligne 24, comme la larve, *lisez* : comme l'enveloppe
de la larve.

236, ligne 12, entre toutes parties, *lisez* : entre toutes
les parties.

274, ligne 16, que ceux, *lisez* : de ceux.

ligne 13, des impressions, *lisez* : des impressionnans.

277, ligne 18, qu'ils présentent, *lisez* : qu'elles présentent.

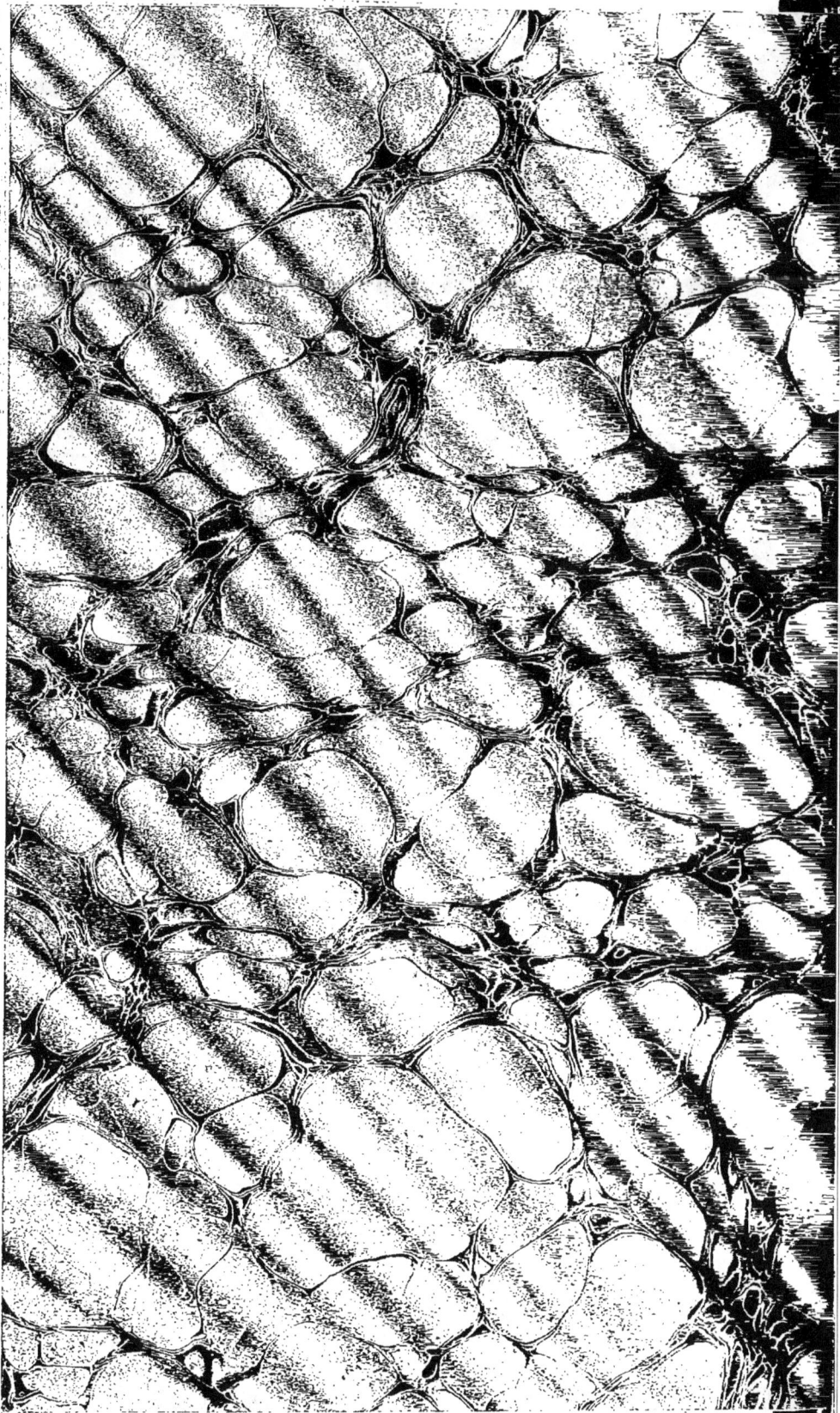

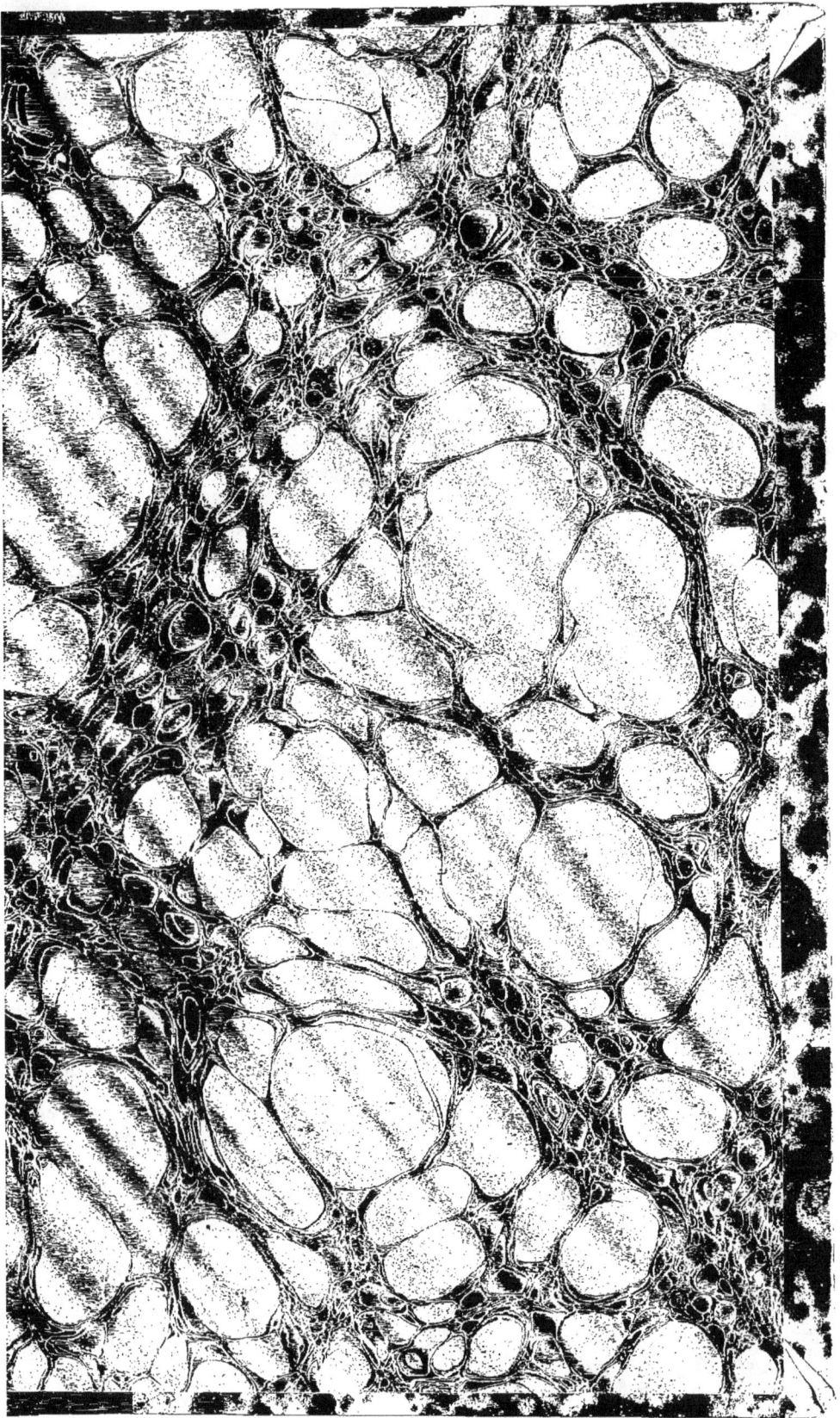